新生儿掌中宝

（第3版）

主　编　戴淑凤

副主编　张　兰

编　者（按姓名汉语拼音排序）

　　　　常宏宇　陈　瑛　戴淑凤　李　莉

　　　　张　兰　张　利

U0256796

北京大学医学出版社

XINSHENGER ZHANGZHONGBAO

图书在版编目（CIP）数据

新生儿掌中宝 / 戴淑凤主编 . —3 版 . —北京：
北京大学医学出版社，2021.8
ISBN 978-7-5659-2433-0

Ⅰ.①新⋯ Ⅱ.①戴⋯ Ⅲ.①新生儿疾病 - 诊疗
Ⅳ.①R722.1

中国版本图书馆 CIP 数据核字（2021）第 112001 号

新生儿掌中宝（第 3 版）

主　　编：戴淑凤
出版发行：北京大学医学出版社
地　　址：（100191）北京市海淀区学院路 38 号
　　　　　北京大学医学部院内
电　　话：发行部　010-82802230；
　　　　　图书邮购　010-82802495
网　　址：http://www.pumpress.com.cn
E－mail：booksale@bjmu.edu.cn
印　　刷：北京瑞达方舟印务有限公司
经　　销：新华书店
责任编辑：靳新强　责任校对：靳新强　责任印制：李　啸
开　　本：787 mm×1092 mm　　1/32
　　　　　印张：6.75　字数：143 千字
版　　次：2021 年 8 月第 3 版　2021 年 8 月第 1 次印刷
书　　号：ISBN 978-7-5659-2433-0
定　　价：25.00 元

前　　言

　　《新生儿掌中宝》是一本资料前沿、内容规范、简明扼要、实用快捷的信息速查袖珍手册。手册虽然体积小巧，但知识涵盖量极其丰富，便于随身携带和随时查阅。

　　新版《新生儿掌中宝》的内容包括新生儿常见病、新生儿急症的诊断要点及最新处理方法，常用各种生理指标、药物等，但它不能代替教科书。

　　随着学科的快速发展，我们在新版中增加了新生儿学的新内容，对接了专家共识的内容，力求使手册内容更加前沿、科学、规范、实用。

　　诚望这本小小"掌中宝"能成为医生随手可查的便捷小工具，帮助住院医师、进修医师尽快熟悉新生儿疾病、重症的诊治程序，并能帮助住院医师与年轻的主治医师在新生儿急危重症处理中做出正确的判断，淡定有序地进入工作状态。愿"掌中宝"真正成为产科、儿科一线医生不可或缺的小助手。

戴淑凤

目　　录

第一章
新生儿常见概念和名词

一、围生期

围生期（perinatal period）指怀孕 22 周至生后 7 天。

二、围生医学

围生医学（perinatology）是研究胎儿出生前后影响胎儿和新生儿健康的一门学科，包括产科、新生儿科和有关的遗传、生化、免疫、生物医学工程等领域。涵盖胎儿的基础医学到围生儿的专科护理，包括胎儿诊断学、胎儿治疗学、胎母医学（maternal fetal medicine，MFM）围生期咨询和母亲严重并发症的处理等多个方面。

三、新生儿

新生儿（neonate, newborn）指从脐带结扎到生后 28 天内的婴儿。又分为：①早期新生儿：出生后 1 周以内的新生儿；②晚期新生儿：出生后 2～4 周的新生儿。

四、足月新生儿

足月新生儿（full term infant）指出生时胎龄满 37 周至不足 42 周（即 259～293 天）。

五、早产儿

早产儿（preterm infant）指出生时胎龄小于37周（小于259天）。又分为：①晚期早产儿（late preterm）：出生时胎龄满34周至不足37周；②中期早产儿（moderately preterm）：出生时胎龄满32周至不足34周；③极早早产儿（very preterm）：出生时胎龄满28周至不足32周；④超早早产儿（extremely preterm）：出生时胎龄满22周至不足28周。

六、过期产儿

过期产儿（postterm infant）指出生时胎龄大于等于42周。

七、正常出生体重儿

正常出生体重儿（normal birth weight infant）指出生后1 h内体重≥2500 g且≤4000 g的新生儿。

八、低出生体重儿

低出生体重儿（low birth weight infant，LBWI）指出生后1 h内体重<2500 g的新生儿，不论其是否足月或过期产。又分为：①极低出生体重儿（very low birth weight infant，VLBWI）：出生后1 h内体重<1500 g；②超低出生体重儿（extremely low birth weight infant，ELBWI）：出生后1 h内体重<1000 g。

九、巨大儿

巨大儿（macrosomia）指出生后1 h内体重>4000 g的新生儿，不论其是否足月或过期产。

十、适于胎龄儿

适于胎龄儿（appropriate for gestational age，AGA）指出生体重在同胎龄出生体重的第 10～90 百分位之间。

十一、小于胎龄儿

小于胎龄儿（small for gestational age，SGA）指出生体重在同胎龄出生体重的第 10 百分位以下。

十二、大于胎龄儿

大于胎龄儿（large for gestational age，LGA）指出生体重大于同胎龄平均出生体重的第 90 百分位。

十三、高危新生儿

高危新生儿（high risk infant）指已发生或可能发生危重情况的新生儿。凡符合以下条件的，均为高危新生儿。

1. 孕母存在高危因素　如年龄超过 40 岁或小于 16 岁；有慢性疾病如糖尿病、高血压等；羊水过多或过少；妊娠出血；羊膜早破和感染。

2. 出生过程存在高危因素　如早产或过期产、急产或滞产等。

3. 胎儿或新生儿存在高危因素　如多胎、胎儿心率或节律异常，有严重先天畸形等。

第二章
新生儿评估与管理

一、不同出生体重新生儿的适中温度

不同出生体重新生儿的适中温度见表 2-1。

表 2-1　不同出生体重新生儿的适中温度

出生体重 /kg	暖箱温度 /℃			
	35	34	33	32
1.0	出生 10 天内	10 天以后	3 周以后	5 周以后
1.5	—	出生 10 天内	10 天以后	4 周以后
2.0	—	出生 2 天内	2 天以后	3 周以后
>2.5	—	—	出生 2 天内	2 周以后

超低出生体重儿（ELBWI）的暖箱温度和湿度见表 2-2。

表 2-2　ELBWI 的暖箱温度和湿度

日龄 /d	温度 /℃	湿度 /%
1 ~ 10	35	100
11 ~ 20	34	90
21 ~ 30	33	80
>30	32	70

二、简易胎龄评估法（胎龄周数 = 总分 +27）

见表 2-3。

表 2-3 简易胎龄评估法

体征	评分				
	0分	1分	2分	3分	4分
足底纹理	无	前半部足踝痕不明显	踝痕>前半部,踝痕<前1/3	踝痕>前2/3	明显深的踝痕>前2/3
乳头	难认,无乳晕	明显可见,乳晕淡而平,直径<0.75 cm	乳晕呈点状,边缘突起,直径<0.75 cm	乳晕呈点状,边缘突起,直径>0.75 cm	—
指甲	—	未达指尖	已达指尖	超过指尖	—
皮肤组织	很薄,胶冻状	薄而光滑	光滑,中等厚度,皮疹或表皮翘起	稍厚,表皮皱裂翘起,以手足为最明显	厚,羊皮纸样,皱裂深浅不一

注: 各体征的评分如介于两者之间, 可用其均数。

三、新生儿 Apgar 评分

见表 2-4。

表 2-4 新生儿 Apgar 评分

体征	评分			得分		
	0 分	1 分	2 分	1 min	5 min	10 min
肤色	青紫或苍白	四肢青紫	全身红润			
心率 /（次 / 分）	无	<100	>100			
呼吸	无	弱，不规则	良好，哭			
肌张力	松弛	四肢屈曲	四肢活动			
对刺激反应	无反应	有反应，哭声弱	哭声响，反应好			
总分						

四、20 项 NBNA 评分

见表 2-5。

表 2-5 20 项 NBNA 评分表

	项目	检查时状态	评分			得分 日龄 /d			
			0 分	1 分	2 分	2~3	5~7	12~14	26~28
行为能力	1. 对光习惯形成	睡眠	≥11 次	7~10 次	≤6 次				
	2. 对声音习惯形成	睡眠	≥11 次	7~10 次	≤6 次				
	3. 对 "格格" 声反应	安静觉醒	头眼不转动	头或眼转动<60°	头或眼转动≥60°				
	4. 对说话的脸反应	安静觉醒	头眼不转动	头或眼转动<60°	头或眼转动≥60°				
	5. 对红球反应	安静觉醒	头眼不转动	头或眼转动<60°	头或眼转动≥60°				

续表

项目	检查时状态	评分			得分 日龄/d			
		0分	1分	2分	2~3	5~7	12~14	26~28
6. 安慰	哭	不能	困难	容易或自动				
被动肌张力 7. 围巾征	觉醒	环绕颈部	肘略过中线	肘未到中线				
8. 前臂弹回*	觉醒	无	慢弱>3s	活跃, 可重复≤3s				
9. 腘窝角	觉醒	>110°	90°~110°	<90°				
10. 下肢弹回	觉醒	无	慢, 弱 >3s	活跃, 可重复≤3s				
主动肌张力 11. 颈屈、伸肌主动收缩(头竖立)*	觉醒	缺或异常	困难, 有	好, 头竖立1~2s以上, 可重复				

项目	检查时状态	评分			得分 日龄/d			
		0分	1分	2分	2~3	5~7	12~14	26~28
主动肌张力 12. 手握持	觉醒	无	弱	好，可重复				
13 牵拉反应	觉醒	无	提起部分身体	提起全部身体				
14. 支持反应直立位	觉醒	无	不完全，短暂	支持全部身体				
原始反射 15. 踏步或放置	觉醒	无	引出困难	好，可重复				
16. 拥抱反射	觉醒	无	弱，不完全	好，完全				
17. 吸吮反射	觉醒	无	弱	好，和吞咽同步				

	项目	检查时状态	评分			得分 日龄 /d				
			0分	1分	2分	2~3	5~7	12~14	26~28
一般评估	18. 觉醒度	觉醒	昏迷	嗜睡	正常				
	19. 哭	哭	无	微弱、尖、过多	正常				
	20. 活动度	觉醒	缺或过多	略减少或增多	正常				

* 需记录确切时间（s）

总分 _____

检查者 _____

评价

五、新生儿营养

（一）早产儿营养管理目标

见表 2-6。

表 2-6　按"三个年龄段"制定早产儿营养管理目标

分期	时间	目标
转变期	生后 7 天内	维持营养和代谢的平衡
稳定 - 生长期	临床状况平稳至出院	达宫内增长速率 15 g/（kg·d）
出院后时期	出院至 1 岁	理想的追赶性生长

（二）肠内营养

1. 喂养指征　无先天性消化道畸形及严重疾患，血流动力学相对稳定。

2. 肠道喂养禁忌证　①先天性消化道畸形等原因所致消化道梗阻；②怀疑或诊断新生儿坏死性小肠结肠炎（NEC）；③血流动力学不稳定：如需要液体复苏或血管活性药多巴胺>5 μg/（kg·min）；④各种原因所致多器官功能障碍。

3. 推荐摄入量　能量：110~135 kcal/（kg·d），超低出生体重儿（ELBWI）可能需要 150 kcal/（kg·d）。蛋白质：3.5~4.5 g/（kg·d），蛋白质：热量 =3.2~4.1 g：100 kcal。脂肪：5~7 g/（kg·d），占总能量的 40%~50%。糖：10~14 g/（kg·d），占总能

量的 40%~50%。

4. 喂养方式

（1）母乳喂养：尽可能早期母乳喂养。

（2）人工喂养：经口喂养，适用于胎龄≥32~34 周以上，吸吮、吞咽功能协调的新生儿。管饲喂养：①胎龄<32~34 周早产儿；②吸吮和吞咽功能不全、不能经口喂养者；③因疾病本身或治疗的因素不能经口喂养者；④作为经口喂养不足的补充。管饲途径：①口/鼻胃管喂养；②胃造瘘术/经皮穿刺胃造瘘术（PEG）；③经幽门/幽门后喂养。管饲方式：①推注法；②间歇输注法；③持续输注法。

人工喂养的添加速度与用量见表 2-7。

表 2-7　人工喂养的添加速度与用量 / [ml/ (kg·d)]

出生体重 /g	间隔时间	开始用量	添加速度	最终喂养量
<750	q2 h	≤10（1 周）	15	150
750~1000	q2 h	10	15~20	150
1001~1250	q2 h	10	20	150
1251~1500	q3 h	20	20	150
1501~1800	q3 h	30	30	150
1800~2500	q3 h	40	40	165
>2500	q4 h	50	50	180

5. 肠内（EN）营养的制剂选择　母乳：最佳选择。母乳强化剂：适用于体重<2000 g 的早产儿，

母乳量到 50～100 ml/（kg·d）时开始用，先半量强化，能耐受再改全量强化。早产儿配方：适用于胎龄＜34 周、体重＜2 kg 的早产儿。早产儿出院后用早产儿出院后配方。此外标准婴儿配方、水解蛋白配方和游离氨基酸配方、无（低）乳糖配方乳、特殊配方等视情况选择。

肠内外营养的监测项目和频率见表 2-8。

表 2-8　肠内外营养的监测项目和频率

| | 肠外营养 | | 肠内营养 | |
	初始阶段	稳定阶段	初始阶段	稳定阶段
生长				
体重	每天	每天	每天	每天
身长	基础值	每周	每周	每周
头围	基础值	每周	每周	每周
摄入量和排出量	每天	每天	每天	每天
葡萄糖				
血	必要时	必要时	基础值	必要时
尿	1～3 次/天	必要时	基础值	必要时
电解质	1～3 次/周	每1～2周	基础值	每2～3周
钙、镁、磷	2～3次/周	每1～2周	基础值	每2～3周

	肠外营养		肠内营养	
	初始阶段	稳定阶段	初始阶段	稳定阶段
三酰甘油	剂量增加时每天	每 1~2 周	必要时	必要时
BUN/肌酐	2~3 次/周	每 1~2 周	基础值	每 2~3 周
人血白蛋白	基础值	每 2~3 周	基础值	每 2~3 周
肝酶	基础值	每 2~3 周	基础值	每 2~3 周
碱性磷酸酶	基础值	每 2~3 周	基础值	每 2~3 周
血细胞计数	基础值	每 2~3 周	基础值	每 2~3 周
维生素、微量元素或其他	必要时	必要时	必要时	必要时

引自：Moyer-Mileur LJ. Anthropometric and Laboratory Assessment of Very Low Birth Weight Infants: The Most Helpful Measurements and Why Semin Perinatol. 2007，31：96-103.

注：初始阶段，指调整肠外营养溶液或肠内喂养到满足个体婴儿的能量和营养素需要量的阶段，肠外营养<1 周，肠内营养 7~10 天；稳定阶段，指代谢处于稳定状态的婴儿。对于接受适当的营养摄入时临床稳定和生长理想的婴儿，实验室监测的间隔时间可以延长超过上述推荐。

（三）肠外营养

1. 关于能量的推荐 早产儿出生第 1 天至少给予 45~55 kcal/（kg·d）能量才能满足最低需求；体重下降至最低点后，VLBWI 体重增长需达 17~

20 g/（kg·d），以防止生长迟缓；为使 VLBWI 瘦体重接近宫内增长，应提供 90～120 kcal/（kg·d）的能量。

2. 关于氨基酸的推荐　早产儿生后第 1 天予氨基酸至少 1.5 g/（kg·d）以达到合成代谢需求；生后 2 天起氨基酸应予 2.5～3.5 g/（kg·d），并保证非蛋白能量摄入＞65 kcal/（kg·d）和充足的微量营养素；除外临床试验，早产儿肠外营养氨基酸不应高于 3.5 g/（kg·d）。

3. 关于脂肪乳的推荐　早产儿可在出生后立即使用脂肪乳剂，不应晚于生后 2 天，无法肠内营养的患儿，肠外营养开始时即可使用脂肪乳剂。肠外脂肪乳剂摄入量不应超过 4 g/（kg·d）。为预防早产儿必需脂肪酸缺乏，可给予最低含 0.25 g/（kg·d）亚油酸的脂肪乳剂。接受较长时间肠外营养，不应使用纯大豆油配方静脉脂肪乳剂（ILE），首选含或不含鱼油的混合 ILE。早产儿使用 ILE 时应采取有效的避光措施，首选 20% 浓度的，应连续输注 24 h，不常规加肝素。早产儿或肠外营养（PN）使用时间超过 4 周的患儿，可以根据病情考虑是否使用肉碱补充剂。为逆转患儿肠功能衰竭相关肝病（intestinal failure associated liver disease，IFALD），在治疗或处理其他危险因素的同时，应考虑停止大豆油配方 ILE，减少其他配方 ILE 剂量和（或）使用含鱼油的混合制剂。输注 ILE 时，常规监测肝功能及血清或血浆三酰甘油浓度；若婴儿三酰甘油浓度超过 3 mmol/L，应考虑减少脂肪乳剂量。

Hospital of the University of Pennsylvania 指

南：TG＞2.3 mmol/L，减少脂肪乳 0.5 g/（kg·d）；TG＞2.8 mmol/L，减少脂肪乳 1 g/（kg·d）；TG＞4.0 mmol/L，停用脂肪乳，至 TG＜2.3 mmol/L，重新启用脂肪乳。

4. 关于糖的推荐　早产儿第 1 天开始剂量 4～8 mg/（kg·min）[5.8～11.5 g/（kg·d）]；第 2 天起 2～3 天渐增至目标量 8～10 mg/（kg·min）[11.5～14.4 g/（kg·d）]；最低量 4 mg/（kg·min）[5.8 g/（kg·d）]，最高量 12 mg/（kg·min）[17.3 g/（kg·d）]。

5. 关于血糖的推荐　高血糖与发病率和病死率增加有关，应避免血糖＞8 mmol/L；如血糖反复＞10 mmol/L，调整葡萄糖输注速度，无效时，应使用胰岛素治疗；应避免反复和（或）持续血糖≤2.5 mmol/L。

6. 关于电解质与液体的推荐

（1）过渡期的新生儿（第一阶段）肠外营养液体和电解质摄入推荐见表 2-9。

表 2-9 过渡期的新生儿（第一阶段）肠外营养液体
和电解质摄入推荐

	出生后天数 /d				
	1	2	3	4	5
液体 / [ml/(kg·d)]					
足月儿	40~60	50~70	60~80	60~100	100~140
早产儿（>1500 g）	60~80	80~100	100~120	120~140	140~160
早产儿（1000~1500 g）	70~90	90~110	110~130	130~150	160~180
早产儿（<1000 g）	80~100	100~120	120~140	140~160	160~180
Na^+/ [mmol/(kg·d)]					
足月儿	0~2	0~2	0~2	1~3	1~3
早产儿（>1500 g）	0~2（3）	0~2（3）	0~3	2~5	2~5
早产儿（<1500 g）	0~2（3）	0~2（3）	0~5（7）	2~5（7）	2~5（7）
K^+/ [mmol/(kg·d)]	0~3	0~3	0~3	2~3	2~3
Cl^-/ [mmol/(kg·d)]	0~3	0~3	0~3	2~5	2~5

（2）中期新生儿（第二阶段）肠外营养液体和电解质摄入推荐见表 2-10。

表 2-10　中期新生儿（第二阶段）肠外营养液体
和电解质摄入推荐

	液体/[ml/(kg·d)]	Na$^+$/[mmol/(kg·d)]	K$^+$/[mmol/(kg·d)]	Cl$^-$/[mmol/(kg·d)]
足月儿	140~170	2~3	1~3	2~3
早产儿（>1500 g）	140~160	2~5	1~3	2~5
早产儿（<1500 g）	140~160	2~5（7）	1~3	2~5

（3）稳定生长阶段（第三阶段）肠外营养液体
和电解质摄入推荐见表 2-11。

表 2-11　稳定生长阶段（第三阶段）肠外营养液体
和电解质摄入推荐

	液体/[ml/(kg·d)]	Na$^+$/[mmol/(kg·d)]	K$^+$/[mmol/(kg·d)]	Cl$^-$/[mmol/(kg·d)]
足月儿	140~160	2~3	1.5~3	2~3
早产儿（>1500 g）	140~160	3~5	1~3	3~5
早产儿（<1500 g）	140~160	3~5（7）	2~5	3~5

7. 关于铁与微量矿物质的推荐　如可耐受，
应优先肠内途径补充铁，短期肠外营养（<3周），
不宜在肠外营养中持续补铁。肠外营养铁与微量矿
物质需要量见表 2-12。

表 2-12　肠外营养铁与微量矿物质需要量 / [μg/ (kg·d)]

矿物质	早产儿	0 ~ 3 个月	3 ~ 12 个月	1 ~ 18 岁	最大剂量
铁	200 ~ 250	50 ~ 100	50 ~ 100	50 ~ 100	5 mg/d
锌	400 ~ 500	250	100	50	5 mg/d
铜	40	20	20	20	0.5 mg/d
碘	1 ~ 10	1	1	1	
硒	7	2 ~ 3	2 ~ 3	2 ~ 3	100 μg/d
锰	≤1	≤1	≤1	≤1	50 μg/d
钼	1	0.25	0.25	0.25	5 μg/d
铬					5 μg/d

8. 关于钙、磷和镁的推荐见表 2-13。

表 2-13　新生儿、儿童肠外营养钙、磷、镁摄入推荐

年龄	推荐肠外摄入量 / [mmol (mg) / (kg·d)]		
	钙	磷	镁
早产早期	0.8 ~ 2.0 （32 ~ 80）	1.0 ~ 2.0 （31 ~ 62）	0.1 ~ 0.2 （2.5 ~ 5.0）
早产生长期	1.6 ~ 3.5 （64 ~ 140）	1.6 ~ 3.5 （50 ~ 108）	0.2 ~ 0.3 （5.0 ~ 7.5）
0 ~ 6 个月	0.8 ~ 1.5 （32 ~ 60）	0.7 ~ 1.3 （20 ~ 40）	0.1 ~ 0.2 （2.4 ~ 5）
7 ~ 12 个月	0.5 （20）	0.5 （15）	0.15 （4）
1 ~ 18 岁	0.25 ~ 0.4 （10 ~ 16）	0.2 ~ 0.7 （6 ~ 22）	0.1 （2.4）

9. 关于维生素的推荐见表 2-14。

表 2-14 对早产儿、婴儿和儿童关于肠外脂溶性和水溶性维生素的推荐用量

维生素	早产儿	0~12个月婴儿	儿童和青少年 1~18 岁
维生素 A	700~1500 IU/(kg·d)[227~455 μg/(kg·d)]	150~300 μg/(kg·d) 或 2300 IU/d (697 μg/d)	150 μg/d
维生素 D	200~1000 IU/d 或 80~400 IU/(kg·d)	400 IU/d 或 40~150 IU/(kg·d)	400~600 IU/d
维生素 E	2.8~3.5 mg/(kg·d) 或 2.8~3.5 IU/(kg·d)	2.8~3.5 mg/(kg·d) 或 2.8~3.5 IU/(kg·d)	11 mg/d 或 11 IU/d
维生素 K	10 μg/(kg·d)	10 μg/(kg·d)	200 μg/d
维生素 C	15~25 mg/(kg·d)	5~25 mg/(kg·d)	80 mg/d
维生素 B_1	0.35~0.50 mg/(kg·d)	0.35~0.50 mg/(kg·d)	1.2 mg/d
维生素 B_2	0.15~0.2 mg/(kg·d)	0.15~0.2 mg/(kg·d)	1.4 mg/d
维生素 B_6	0.15~0.2 mg/(kg·d)	0.15~0.2 mg/(kg·d)	1.0 mg/d
烟碱	4~6.8 mg/(kg·d)	4~6.8 mg/(kg·d)	17 mg/d
维生素 B_{12}	0.3 μg/(kg·d)	0.3 μg/(kg·d)	1 μg/d
泛酸	2.5 mg/(kg·d)	2.5 mg/(kg·d)	5 mg/d
生物素	5~8 μg/(kg·d)	5~8 μg/(kg·d)	20 μg/d
叶酸	56 μg/(kg·d)	56 μg/(kg·d)	140 μg/d

应尽可能将水溶性、脂溶性维生素添加至脂肪乳剂或含有脂肪乳剂的混合液中以增加维生素的稳定性；早产儿肠外营养液应避光使用，使用不透氧的多层袋，以防止氧化物的产生；对于25-OH-维生素D血清浓度<50 nmol/L（20 ng/ml）的患儿，应额外补充维生素D。

六、呼吸治疗

新生儿呼吸治疗的目的是保证生理需要的通气量，改善机体的供氧，纠正呼吸性酸中毒。新生儿呼吸治疗包括：氧疗、无创通气、机械通气（常频、高频）、一氧化氮吸入治疗、体外膜肺生命支持技术等。

（一）氧疗

氧疗的作用是提供足够浓度的氧，以提高血氧分压和血氧饱和度，从而保证组织的供氧，消除或减少缺氧对机体的不利影响。

【氧疗的方法】

1. 给氧指征　吸入空气时，PaO_2 低于 50 ~ 60 mmHg。

2. 给氧方法

（1）鼻导管法：为低流量给氧法，氧流量为 0.3 ~ 0.6 L/min，适用于病情较轻的新生儿。

（2）鼻旁管法：流量为 0.5 ~ 1 L/min，适用于恢复期患儿或缺氧不严重者。

（3）面罩给氧：常用氧流量为 1 ~ 1.5 L/min，可与雾化吸入同时应用。

（4）头匣给氧：可通过空气 - 氧气混合器，或分别通过氧气流量和压缩空气的流量计算出实际最终 FiO_2。总流量为 5 ~ 8 L/min，氧浓度可根据需要调节。

（二）无创通气

无创通气模式主要有以下 5 种：经鼻持续气道正压通气（nasal continuous positive airway pressure，NCPAP），经鼻间歇正压通气（nasal intermittent positive pressure ventilation，NIPPV），双水平气道正压（bi-level positive airway pressure，BiPAP），加温湿化高流量鼻导管通气（heated humidified high-flow nasal cannula，HHHFNC 或称 HFNC），无创高频振荡通气（noninvasive high-frequency oscillatory ventilation，NHFOV）。NCPAP 是新生儿最常采用的无创伤呼吸治疗方法，适用于有自主呼吸、肺泡功能残气量减少、肺顺应性降低的肺部疾病如 RDS、肺水肿、早产儿呼吸暂停及呼吸机撤离后的过渡。

【NCPAP 的临床应用】

1. 应用指征

（1）有自主呼吸的极早产儿（出生胎龄 25 ~ 28 周），产房早期预防性应用。

（2）可能发生呼吸窘迫综合征（respiratory distress syndrome，RDS）的高危新生儿。

（3）RDS 患儿应用肺表面活性物质（pulmonary surfactant，PS）进行拔除气管插管后呼吸支持。

（4）鼻导管、面罩或头罩吸氧时，当吸入氧浓度分数（fraction of inspired oxygen，FiO_2）>0.30 时，动脉血氧分压（arterial oxygen tension，PaO_2）<50 mmHg（1 mmHg=0.133 kPa）或经皮血氧饱和度（transcutaneous oxygen saturation，$TcSO_2$）＜0.90。

（5）早产儿呼吸暂停。

（6）有创机械通气拔除气管插管后出现的明显吸气性凹陷和（或）呼吸窘迫。

2. 不适合使用 NCPAP

（1）无自主呼吸。

（2）呼吸窘迫进行性加重，不能维持氧合（FiO_2＞0.40，PaO_2＜50 mmHg），动脉血二氧化碳分压（arterial partial pressure of carbon dioxide，$PaCO_2$）＞60 mmHg，pH＜7.25。

（3）先天畸形：包括先天性膈疝、气管-食管瘘、后鼻道闭锁、腭裂等。

（4）心血管系统不稳定：如低血压、心功能不全、组织低灌注等。此外，肺气肿、气胸、消化道出血、严重腹胀、局部损伤（包括鼻黏膜、口腔、面部）也不主张使用。

3. NCPAP 调节　NCPAP 压力通常为 3～8 cmH_2O。呼吸暂停（无肺部疾病）为 3～4 cmH_2O；RDS 至少 6 cmH_2O，一般不超过 8 cmH_2O。气体流量应大于每分钟通气量的 3 倍，即（6～8）ml/kg×呼吸次数/min×3，通常供气流量为 4～8 L/min，FiO_2 则根据 $TcSO_2$ 进行设置和调整，范围为 0.21～0.40。

4. NCPAP 的撤离　NCPAP 压力＜4～5 cmH_2O 而无呼吸暂停和心动过缓、无 SaO_2 降低、呼吸做功不增加时可以考虑撤离 NCPAP。

【NIPPV 的临床应用】

1. 应用指征

（1）早产儿呼吸暂停。

（2）新生儿 RDS 的初始治疗以及 RDS 患儿应

用 PS 拔出气管导管后的呼吸支持。

（3）有创机械通气拔出气管导管后出现的明显三凹征和（或）呼吸窘迫。

（4）NCPAP 或 BiPAP 失败后的营救性治疗。营救性治疗定义：经 NCPAP 或 BiPAP 治疗后出现下列 5 项中的至少 2 项：①呼吸窘迫进行性加重；②呼吸暂停发作（需皮囊 - 面罩正压通气处理）≥2 次 / 小时；③ $FiO_2 > 0.40$ 才能维持 $PaO_2 > 50$ mmHg 且持续 30 min 以上；④间隔 30 min 以上的两次动脉血气 pH < 7.25；⑤间隔 30 min 以上的两次动脉血气 $PaCO_2 > 55$ mmHg。

2. 不适合使用 NIPPV

（1）无自主呼吸。

（2）呼吸困难进行性加重，动脉血气分析明显异常（pH < 7.25，$PaCO_2 > 60$ mmHg 或 $PaO_2 < 50$ mmHg）。

（3）先天畸形：先天性膈疝、气管 - 食管瘘、后鼻道闭锁、腭裂等。

（4）心血管系统：心搏、呼吸骤停；血流动力学不稳定（如休克、严重心律失常、低血压等）。

（5）上消化道大出血，鼻腔黏膜受损，上气道损伤或阻塞。

（6）其他：如气胸、新生儿坏死性小肠结肠炎、频繁呕吐、严重腹胀、肠梗阻等也视为相对禁忌证。

3. 参数设定及调节 吸气峰压（peak inspiratory pressure，PIP），初始值为 15 ~ 25 cmH_2O；呼气末正压（PEEP）4 ~ 6 cmH_2O；吸气时间根据疾病性质设置；FiO_2 根据 $TcSO_2$ 进行调节，范围为 0.21 ~ 0.40；

呼吸频率为 15～40 次/min。

4. 撤离 $FiO_2 < 0.30$，$PIP < 14\ cmH_2O$，$PEEP < 4\ cmH_2O$，呼吸频率<15 次/分时，无呼吸暂停及心动过缓，无 $TcSO_2$ 下降可考虑撤离。

【HFNC 的临床应用】

1. 应用指征

（1）早产儿呼吸暂停。

（2）NCPAP 或 BiPAP 或 NIPPV 撤离。

（3）有创机械通气拔出气管导管后出现的明显三凹征和（或）呼吸窘迫。

2. 禁忌证 同 NCPAP。

3. 参数调节 气体流量一般设置为 2～8 L/min，FiO_2 根据维持 $TcSO_2$ 进行调节，范围为 0.21～0.50。

4. 撤离 气体流量降低至 2 L/min，$FiO_2 < 0.25$ 时可考虑撤离。

（三）常频机械通气

机械通气的目的在于改善通气、换气功能，纠正低氧和高碳酸血症，改善临床状态，为治疗引起呼吸衰竭的原发病争取时间。模式：同步间歇指令通气（synchronized intermittent mandatory ventilation，SIMV）；间歇指令通气（intermittent mandatory ventilation，IMV），又称间歇正压通气（intermittent positive pressure ventilation，IPPV）；辅助-控制通气（assist/controlled ventilation，A/C），也称为同步间歇正压通气；压力支持（pressure support，PSV）；容量保证（volume guarantee，VG）；压力调节的容量控制模式（pressure regulated volume control，PRVC）；比例通气（proportional assist ventilation，PAV）等模式。

1. 适应证

（1）频繁呼吸暂停，药物或 CPAP 干预无效。

（2）$PaO_2 < 50 \sim 60$ mmHg 而 $FiO_2 > 0.60 \sim 0.70$（发绀型先天性心脏病除外）。

（3）$PaCO_2 > 60$ mmHg，伴持续酸中毒（$pH < 7.20$）。

（4）全身麻醉患儿。

2. 撤离　首先降低 FiO_2 和 PIP，然后降低频率，应密切观察胸廓运动、SaO_2 和血气分析结果。当 PIP≤$10 \sim 15$ cmH$_2$O，PEEP=$2 \sim 4$ cmH$_2$O，频率≤10 次 / 分，FiO_2≤0.4 时，如动脉血气分析结果正常，可转为 CPAP，维持原 PEEP 值；CPAP 维持治疗 $1 \sim 4$ h，如复查血气结果正常，即可撤离呼吸机。

（四）高频通气

高频通气（high-frequency ventilation，HFV）分为：高频正压通气、高频喷射通气、高频气流间断通气、高频振荡通气。目前临床最常用高频振荡通气（high-frequency oscillation ventilation，HFOV）。

1. 指征

（1）各种气漏、支气管胸膜瘘。

（2）PPHN：特别是需要联合吸入 NO 者。

（3）严重的非均一性肺部疾病，如 MAS、重症肺炎。

（4）某些先天性疾病：如膈疝、肺发育不良、严重的胸廓畸形。

（5）常频呼吸机 PIP>$20 \sim 25$ cmH$_2$O，$FiO_2 > 0.4 \sim 0.6$，试应用 HFV；足月儿严重肺部疾病应用 ECMO 前最后尝试。

（6）早产 RDS 可作为 CMV 失败后选择性应用，也可作为首选。

2. 高频通气应用的目的主要有两个　减少气道压力（minimize pressure），提供最佳的肺容量（optimize lung volume）。

3. 初调及调节　①吸气时间：33%；②平均动脉压（MAP）：插管后直接高流量麻醉（HFV），选择较低 MAP（6~8 cmH$_2$O）起；至少比常频呼吸机时高 2~3 cmH$_2$O；但气漏综合征等，与常频通气时相同；③频率：10~15 Hz；④振幅（ΔP）：根据胸廓起伏和 PaCO$_2$ 调节，初为 MAP 数值的 2 倍；⑤ FiO$_2$、MAP 调节氧合，ΔP 调节 PaCO$_2$。理想的肺充气为使横膈第 8 肋下缘不超过第 9、10 肋间隙。

4. 撤离　可直接从高频呼吸机拔管撤离，也可过渡到常频呼吸机再撤离。先降 FiO$_2$，当 FiO$_2$ 小于 0.4~0.6 时才考虑降 MAP，每次降 1~2 cmH$_2$O；根据 PaCO$_2$ 调节振幅；呼吸频率一般不需调节。稳定后，每 6~12 h 可适当降 MAP 或振幅；VLBWI，当 MAP<6~8 cmH$_2$O，FiO$_2$<0.25~0.3 时，可考虑拔气管插管；较大的新生儿，相对较高的呼吸机参数也可拔管。如过渡到 CMV，一般 PEEP=5 cmH$_2$O，PIP<20 cmH$_2$O，潮气量为 5~7 ml/kg。

（五）一氧化氮吸入治疗

吸入一氧化氮（iNO）适用于肺血管痉挛导致的呼吸衰竭和肺动脉高压性肺血管病变的诊断和治疗。

1. 临床应用指征与方法

（1）低氧血症性呼吸衰竭，呼吸机正压通气下，$FiO_2 > 0.6$，$SpO_2 < 80\%$。肺动脉高压根据多普勒心脏彩超、心导管或临床诊断，以出现动脉导管、卵圆孔的右向左分流、三尖瓣反流等为依据；间接证据以右上肢和双下肢经皮氧饱和度差大于 20% 表明存在动脉导管未闭。

（2）剂量：治疗浓度一般为 $(2 \sim 20) \times 10^{-6}$；起始浓度为 20×10^{-6}，$1 \sim 4\ h$；维持浓度为 $(5 \sim 10) \times 10^{-6}$，$6\ h \sim 3$ 天；长期维持：$(2 \sim 5) \times 10^{-6} > 7$ 天。

（3）疗效判断：FiO_2 下降 > 0.3，$SpO_2 > 85\%$，$PaO_2 > 50\ mmHg$，肺动脉压/体循环血压 < 0.7，可以过渡到中等呼吸机通气参数，为撤离 NO 的时机。大约 10% ~ 20% 吸入 NO 没有效果。

（4）撤离：开始治疗数小时后，即应开始降低 NO 吸入浓度，以避免造成高铁血红蛋白血症，NO 吸入治疗平均疗程为 2 ~ 4 天，使用 NO 最低有效浓度治疗的策略，在治疗中逐渐降低 NO 浓度至 $(1 \sim 2) \times 10^{-6}$。

2. 治疗禁忌证

（1）严重左心发育不良，或动脉导管未闭依赖性先天性心脏病。

（2）严重出血，如颅内出血、脑室内出血、肺出血等。在出血得到有效控制后，病情变化仍然适用时可以使用。

（3）严重贫血，血红蛋白 $< 80\ g/L$ 时必须输血后，才考虑治疗有适应证。

（4）高铁血红蛋白还原酶缺乏症，包括先天性或获得性。

（六）体外膜肺生命支持技术

体外膜肺（ECMO）对一些循环或呼吸衰竭患者进行有效支持，使心肺得以充分地休息，为心功能和肺功能的恢复赢得宝贵的时间。当常规治疗如机械通气、表面活性物质替代、高频通气、一氧化氮吸入等治疗无效时，ECMO是严重呼吸、循环衰竭的最后治疗手段。

1. 适应证

（1）严重呼吸衰竭：①肺泡 - 动脉血氧分压差（$P_{A-a}O_2$）>600 mmHg，持续 6～8 h；②氧合指数（OI）>40，持续>4 h，且未来 24 h 不会好转；③病情急剧恶化；④严重的气压伤；⑤内外科疾病经最强常规治疗无效；⑥口腔、鼻腔和上气道障碍，影响正常通气又无法进行人工机械通气。

（2）心功能不全：若经保守治疗无效，血流动力学不稳定，酸中毒及尿少，可考虑使用 ECMO 治疗。包括：①心脏缺损修补术后不能脱离体外循环；②术后心肺功能不全；③严重心肌病或心肌炎的支持治疗；④肺动脉高压危象；⑤心、肺移植前后心肺功能支持；⑥心搏呼吸骤停的抢救。

在新生儿的应用主要为 MAS、先天性膈疝（CDH）、严重感染、复杂外科手术后等重症疾病，发展为持续性低氧血症合并新生儿持续肺动脉高压（PPHN）。少数为先天性心脏病、RDS、原发性 PPHN、先天性肺发育不良等。

2. 禁忌证

（1）胎龄<34 周，体重<2 kg。

（2）颅内出血Ⅰ级以上。

（3）出血性疾病。

（4）不可逆性肺部病变。

（5）不可逆性中枢神经系统损伤。

（6）严重先天畸形。

（7）机械通气＞10天或呼吸机依赖。

（8）骨髓移植。

第三章
常见新生儿疾病

一、新生儿窒息及复苏

新生儿窒息（asphyxia of newborn）是指由于产前、产时或产后的各种原因使新生儿出生后不能建立正常呼吸，引起缺氧并导致全身多脏器损害，是围生期新生儿死亡和致残的主要原因之一。

【诊断】

新生儿出生后应做 Apgar 评分，在二级及以上或有条件的医院生后即刻应做脐动脉血气分析，Apgar 评分要结合血气结果做出窒息的诊断。①轻度窒息：Apgar 评分 1 min≤7 分，或 5 min≤7 分，伴脐动脉血 pH<7.2；②重度窒息：Apgar 评分 1 min≤3 分或 5 min≤5 分，伴脐动脉血 pH<7.0。

【复苏】

因新生儿复苏成功的关键是建立充分的通气。新生儿复苏遵循 ABCD 原则，4 个步骤：①快速评估（或有无活力评估）和初步复苏。②正压通气和脉搏血氧饱和度监测。③气管插管正压通气和胸外按压。④药物和（或）扩容。中国新生儿复苏指南流程图（2016 年版）见图 3-1。

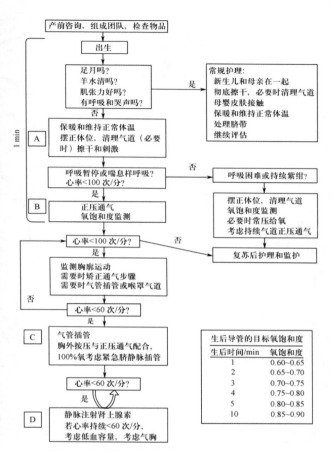

图 3-1 中国新生儿复苏指南流程图（2016 年版）

（一）复苏准备

1. 人员 每次分娩时至少有 1 名熟练掌握新生儿复苏技术的医护人员在场，其职责是照料新生儿。高危孕妇分娩时需要组成有儿科医师参加的复苏团队。多胎妊娠孕妇分娩时，每名新生儿都应有专人负责。

2. 物品 新生儿复苏设备和药品齐全，单独存放，功能良好。

（二）复苏基本程序

此评估 - 决策 - 措施的程序在整个复苏中不断重复。评估主要基于以下 3 个体征：呼吸、心率、脉搏血氧饱和度。通过评估这 3 个体征中的每一项来确定每一个步骤是否有效。其中，心率对于决定进入下一步骤是最重要的，见图 3-2。

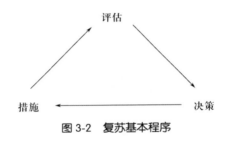

图 3-2 复苏基本程序

（三）复苏步骤

1. 快速评估 生后立即快速评估 4 项指标：①足月吗？②羊水清吗？③有哭声或呼吸吗？④肌张力好吗？如 4 项均为"是"，应快速彻底擦干，和母亲皮肤接触，进行常规护理。如 4 项中有 1 项为"否"，则需复苏，进行初步复苏。如羊水有胎粪污染，进行有无活力的评估及决定是否气管插管吸引胎粪。

2. 初步复苏

（1）保暖：产房温度设置为 25 ~ 28℃。提前预热辐射保暖台，足月儿温度设置为 32～34℃，或腹部体表温度 36.5℃；早产儿用中性温度。用预热毛巾包裹新生儿置辐射保暖台上，注意头部擦干和保暖。胎龄＜32周，可将头部以下躯体和四肢放在清洁的塑料袋内，或盖以塑料薄膜置于辐射保暖台上。

（2）体位：置新生儿头轻度仰伸位（鼻吸气位）。

（3）吸引：必要时（分泌物量多或有气道梗阻时）用吸球或吸管（12 F 或 14 F）先口咽后鼻清理分泌物。应限制吸管的深度和吸引时间（＜10 s），吸引器负压不超过 100 mmHg（1 mmHg=0.133 kPa）。

（4）羊水胎粪污染时的处理：2015 年美国新生儿复苏指南不再推荐羊水胎粪污染时常规气管内吸引胎粪（无论有无活力）。我国指南推荐：羊水胎粪污染时，仍首先评估新生儿有无活力。有活力，继续初步复苏；无活力，应在 20 s 内完成气管插管及用胎粪吸引管吸引胎粪。如不具备气管插管条件，新生儿无活力时，应快速清理口鼻后立即开始正压通气（图 3-3）。

（5）擦干和刺激：快速彻底擦干头部、躯干和四肢，拿掉湿毛巾。如仍无呼吸，用手轻拍或手指弹患儿足底或摩擦背部 2 次以诱发自主呼吸。

3. 正压通气

（1）指征：①呼吸暂停或喘息样呼吸；②心率＜100 次 / 分。有指征者，要求在"黄金一分钟"内实施有效的正压通气。如新生儿有呼吸，心率＞100 次 / 分，但有呼吸困难或持续发绀，应清理气道，监测脉搏血氧饱和度，可常压给氧或给予持续

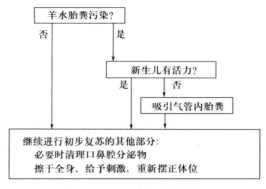

图 3-3　羊水胎粪污染的处理

气道正压通气，特别是早产儿。

（2）气囊面罩正压通气

1）压力：通气压力 20~25 cmH$_2$O（1 cm H$_2$O=0.098 kPa），少数可用 2~3 次 30~40 cmH$_2$O 压力通气。

2）频率：40~60 次 / 分。

3）用氧：推荐空气-氧气混合仪、空气压缩器及脉搏血氧饱和度仪。正压通气要在脉搏血氧饱和度仪的监测指导下进行。足月儿开始用空气复苏，早产儿开始予 21%~40% 浓度的氧，用空气-氧气混合仪根据血氧饱和度调整给氧浓度，使氧饱和度达到目标值。胸外按压时给氧浓度提高到 100%。脉搏血氧饱和度仪的传感器应放在新生儿动脉导管前位置（即右上肢手腕或手掌）。在传感器与仪器连接前，先将传感器与婴儿连接，有助于最迅速地获得信号。

4）评估心率：可触摸新生儿的脐带搏动或用听诊器听诊新生儿心搏，计数 6 s。推荐应用脉搏血氧饱和度仪。推荐 3 导心电监护更准确地评估心率。

5）判断有效通气：开始正压通气时即刻连接脉搏血氧饱和度仪，并观察胸廓是否起伏。有效的正压通气表现为胸廓起伏良好，心率迅速增快。

6）矫正通气步骤（MRSOPA）：如达不到有效通气，需矫正通气步骤。包括——检查面罩和面部之间是否密闭，再次通畅气道（可调整头位为鼻吸气位，清除分泌物，使新生儿的口张开）及增加气道压力。矫正通气后如心率＜100 次 / 分，可进行气管插管或使用喉罩气道。

7）评估及处理：经 30 s 有效正压通气后，如有自主呼吸且心率≥100 次 / 分，可逐步减少并停止正压通气，根据脉搏血氧饱和度值决定是否常压给氧；如心率＜60 次 / 分，应气管插管正压通气并开始胸外按压。

8）其他：持续气囊面罩正压通气（＞2 min）可产生胃充盈，应经口插入 8 F 胃管，用注射器抽气并保持胃管远端处于开放状态。

（3）T 组合复苏器（T-Piece 复苏器）：T 组合复苏器是气流控制、压力限制的机械装置，能提供恒定的吸气峰压及呼气末正压。使早产儿的复苏更有效、安全。

4. 喉镜下经口气管插管

（1）指征：①需要气管内吸引清除胎粪时；②气囊面罩正压通气无效或要延长时；③胸外按压时；④经气管注入药物时；⑤需气管内给予肺表面活性物质；⑥特殊复苏情况，如先天性膈疝或超低出生体重儿。

（2）方法：摆好体位，以左手拇指、示指、中指持喉镜柄，右手扶住患儿头，喉镜叶片由右侧嘴角进入，沿着舌面右侧滑入，将舌推至口腔左侧，顶端达会厌谷时，轻轻抬起叶片以小指轻压甲状软骨，见倒"V"字形声带，右手执笔式插入合适气管导管。气管导管端之声门线与声门平齐，确定气管插管位置正确。

5. 喉罩气道　喉罩气道是一个用于正压通气的气道装置。

（1）适应证：①新生儿复苏时如气囊-面罩通气无效，气管插管失败或不可行时；②小下颌或相对大的舌，如 Pierre-Robin 综合征和唐氏综合征；③多用于出生体重≥2000 g 的新生儿。

（2）方法：采用"盲插"法，用示指将喉罩罩体开口向前插入新生儿口腔，沿硬腭滑入至不能推进为止，使喉罩气囊环安放在声门上方。向喉罩边圈注入 2~3 ml 空气，使扩张的喉罩覆盖喉口（声门）。

6. 胸外按压

（1）指征：有效正压通气 30 s 后心率<60 次/分。在正压通气同时须进行胸外按压。

（2）要求：应气管插管正压通气配合胸外按压，以使通气更有效。胸外按压时给氧浓度增加至 100%。

（3）方法：胸外按压的位置为胸骨下 1/3（两乳头连线中点下方），避开剑突。按压深度约为胸廓前后径的 1/3。按压的方法有拇指法和双指法。拇指法是胸外按压的首选方法。

（4）胸外按压和正压通气的配合：通气障碍是新生儿窒息的首要原因，因此胸外按压和正压通气的比例应为 3:1，即 90 次 / 分按压和 30 次 / 分呼吸，每分钟约 120 个动作。每个动作约 1/2 s，2 s 内 3 次胸外按压加 1 次正压通气。45～60 s 重新评估心率，如心率仍 <60 次 / 分，除继续胸外按压外，考虑使用肾上腺素。

7. 药物

（1）肾上腺素

1）指征：有效的正压通气和胸外按压 45～60 s 后，心率持续 <60 次 / 分。

2）剂量：1∶10 000 的肾上腺素。静脉用量 0.1～0.3 ml/kg；气管内用量 0.5～1 ml/kg。必要时 3～5 min 重复 1 次。

3）给药途径：首选脐静脉给药。

（2）扩容剂

1）指征：有低血容量、怀疑失血或休克的新生儿在对其他复苏措施无反应时。

2）扩容剂：推荐生理盐水。

3）方法：首次剂量为 10 ml/kg，经脐静脉或外周静脉 5～10 min 缓慢推入。必要时可重复扩容 1 次。

（3）脐静脉插管　脐静脉是静脉注射的最佳途径。当胸外按压时即可考虑开始脐静脉插管。

【复苏后监护】

缺氧可致多脏器损害，应继续监护，维持内环境稳定，包括以下监护措施。

（1）体温管理：早产儿要注意保暖，置于合适中性温度的暖箱；足月儿要避免发热，符合条件的予亚低温治疗。

（2）生命体征监测：呼吸、心率、血压、肤色、末梢循环、神经反射、意识状态、哭声、眼神、吸吮力、肌张力等生命体征及神经症状，记录排尿、排便量。

（3）早期发现、治疗并发症：及时对脑、心、肺、肾及胃肠等器官功能进行监测，早期发现异常并适当干预，以减少死亡和伤残。

二、新生儿黄疸

（一）新生儿病理性黄疸

新生儿病理性黄疸（pathological jaundice）的指征如下：

1. 时间　生后24 h内出现黄疸，血清总胆红素（total serum bilirubin，TSB）>102 mmol/L（6 mg/dl）。

2. 胆红素值　血清总胆红素（TSB）足月儿>220.6 mmol/L（12.9 mg/dl），早产儿>255 mmol/L（15 mg/dl）；结合胆红素>26 mmol/L（1.5 mg/dl）。

3. TSB每天上升速度　>85 mmol/L（5 mg/dl）。

4. 持续时间长，超过2~4周，或进行性加重。

（二）新生儿溶血病

新生儿溶血病（hemolytic disease of newborn，HDN）是指母婴血型不合引起的胎儿或新生儿同族免疫性溶血性疾病，临床以胎儿水肿和（或）黄疸、贫血为主要表现，严重者可致死或遗留严重后遗症。我国ABO型血型不合较多见，占85.3%，大多母为O型，婴为A或B型，40%~50%发生在第一胎，母婴ABO血型不合中仅1/5发生ABO溶血病。而Rh血型不合占14.6%，母为Rh（−），婴为 Rh（+），见于经产妇或有过输血 Rh（+）或流产史，母婴 RhD 血型不合者，仅有 1/20 发病，我国 99% 以上的人为 Rh 阳性。

【诊断】

直接 Coombs 试验和抗体释放试验。

【预防】

RhD 阴性妇女孕 28 周和分娩 RhD 阳性胎儿 72 h 内分别肌注 300 μg 人抗 D 球蛋白。使第二胎不发病的保护率达 95%。

（三）治疗

1. 一般治疗　保暖，保证热量，纠酸，纠正低血糖，避免用影响胆红素代谢的药物等。

2. 病因治疗。

3. 非换血治疗

（1）光疗（表 3-1，表 3-2）：按 2014 年新生儿高胆红素血症诊断和治疗专家共识标准。可伴发热、腹泻、皮疹、低血钙、青铜症等。

（2）蛋白低时，输血浆或白蛋白，白蛋白 1 g/kg，或血浆 10 ml/kg。新生儿溶血病，可经静脉进行丙种球蛋白（IVIG）0.5 ~ 1.0 g/kg 2 ~ 4 h 静脉输注，必要时可 12 h 后重复使用 1 剂。

（3）其他药物治疗：临床少用。

1）酶诱导剂：苯巴比妥 5 ~ 10 mg/（kg·d），分 2 ~ 3 次口服；或尼可刹米 100 mg/（kg·d），分 3 次口服。

2）金属卟啉。

3）益生菌。

4）活性炭或琼脂：10% 活性炭，5 ml，3 次/日，或琼脂 125 ~ 250 mg，3 次/日。

表 3-1 出生体重<2500 g早产儿生后不同时间光疗和换血血清总胆红素参考标准/[mg/dl]

出生体重/g	<24 h		24~<48 h		48~<72 h		72~<96 h		96~<120 h		≥120 h	
	光疗	换血	光疗	换血	光疗	换血	光疗	换血	光疗	换血	光疗	换血
<1000	4	8	5	10	6	12	7	12	8	15	8	15
1000~1249	5	10	6	12	7	15	9	15	10	18	10	18
1250~1999	6	10	7	12	9	15	10	15	12	18	12	18
2000~2299	7	12	8	15	10	18	12	20	13	20	14	20
2300~2499	9	12	12	18	14	20	16	22	17	23	18	23

引自：中华医学会儿科学分会新生儿学组，"中华儿科杂志"编辑委员会.新生儿高胆红素血症诊断和治疗专家共识.中华儿科杂志，2014，52（10）：745-748.

表 3-2 胎龄≥35 周新生儿不同时龄光疗和换血血清总胆红素参考标准 / [μmol/L]

胎龄、高危因素	<12 h		<24 h		<36 h		<48 h		<72 h		<96 h		<7 d		≥7 d	
	光疗	换血	光疗	换血	光疗	换血	光疗	换血	光疗	换血	光疗	换血	光疗	换血	光疗	换血
≥38 周，一般情况好	≥154	≥300	≥205	≥324	≥240	≥359	≥256	≥376	≥308	≥410	≥342	≥428	≥359	≥428	≥359	≥428
≥38 周 + 高危因素或 35~37+6 周，一般情况好	≥136	≥256	≥171	≥290	≥205	≥308	≥221	≥324	≥274	≥359	≥290	≥376	≥308	≥376	≥308	≥376
35~37+6 周 + 高危因素	≥102	≥230	≥136	≥256	≥171	≥274	≥188	≥290	≥240	≥308	≥240	≥324	≥256	≥324	≥256	≥324

注：高危因素包括同族免疫性溶血、G6PD 缺乏、窒息、显著的嗜睡、体温不稳定、败血症、代谢性酸中毒、低蛋白血症。

4. 换血疗法 按 2014 年新生儿高胆红素血症诊断和治疗专家共识标准。

（1）血源的选择：Rh 溶血病换血选择 Rh 血型同母亲，ABO 血型同患儿，紧急情况下也可选择 O 型血。ABO 溶血病如母亲为 O 型血，子为 A 型或 B 型，首选 O 型红细胞和 AB 型血浆的混合血。紧急情况下也可选择 O 型血或同型血。建议红细胞与血浆比例为（2～3）：1。

（2）换血量：为新生儿血容量的 2 倍（150～180 ml/kg）。

（3）换血途径：可选用脐静脉或其他较粗的外周静脉，也可选用脐动脉或外周动脉、外周静脉同步换血。

三、感染性疾病

（一）新生儿败血症

新生儿败血症（neonatal septicemia）指病原体进入新生儿血液循环，并生长繁殖、产生毒素引起的全身性感染。根据发病时间，分为：生后 72 h 以内发病［GBS 所致起病时间可以在生后 6 天内（对于 VLBW 儿，起病仍在 3 天内）］的早发败血症（EOS）及晚于这些时间发病的晚发败血症（LOS）。

脓毒症（sepsis）是指各种病原体（包括细菌、病毒、原虫等）感染所引起的全身炎症反应综合征，其中血液（或者脑脊液等无菌腔隙）能培养出致病菌（包括细菌和真菌）引起的全身炎症反应综合征称败血症（septicemia）。新生儿科医生更习惯用败血症而非细菌性脓毒症（bacteria sepsis）。

【诊断】

1. 新生儿 EOS

（1）疑似诊断为 3 日龄内有下列任何一项：①异常临床表现；②母亲有绒毛膜羊膜炎；③早产 PROM≥18 h。如无异常临床表现，血培养阴性，间隔 24 h 的连续 2 次血非特异性检查<2 项阳性，则可排除败血症。

（2）临床诊断为有临床异常表现，同时满足下列条件中任何一项：①血液非特异性检查≥2 项阳性；②脑脊液检查为化脓性脑膜炎改变；③血中检出致病菌 DNA。

（3）确定诊断为有临床表现，血培养或脑脊液（或其他无菌腔液）培养阳性。

2. 新生儿 LOS 临床诊断和确定诊断均为>3 日龄，其余条件分别同新生儿 EOS。

【治疗】

新生儿早发败血症处理流程（图 3-4）。

1. EOS 结果出来前，经验性选用广谱抗菌药物组合，针对革兰氏阳性（G^+）菌、革兰氏阴性（G^-）菌，用氨苄西林（或青霉素）+ 第三代头孢菌素作为一线抗菌药物组合。

2. LOS 得到结果前，考虑 CONS 及金黄色葡萄球菌较多，经验性选用苯唑西林、萘夫西林（针对表皮葡萄球菌）或者万古霉素代替氨苄西林联用第三代头孢菌素。怀疑铜绿假单胞菌感染则用头孢他啶。

3. 血培养阳性结果 原则上根据药物敏感试

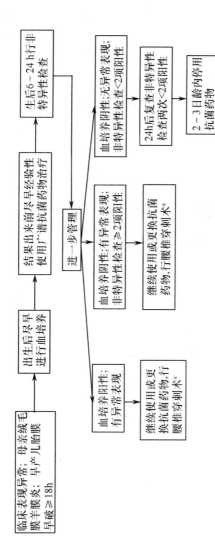

a: 应做腰椎穿刺的情况：①血培养阳性；②有异常表现且非特异性检查≥2项阳性；③抗感染治疗效果不佳，不必等待血培养结果。

图 3-4 新生儿早发败血症处理流程

验结果进行抗菌药物调整，能单用不联用，如经验性选用的抗菌药物不在药物敏感试验所选的范围内，临床效果好则继续用，否则改为药物敏感试验中敏感的抗菌药物种类。抗菌药物疗程在 10 ~ 14 天，血培养在用药 2 ~ 3 天后应该转阴，持续阳性需要考虑换用抗菌药物。置管者导管相关感染如血培养出 G⁻ 菌、金黄色葡萄糖球菌或者真菌，则应拔出导管，如果是 CONS 可应用抗菌药物后复查。

4. 并发脑膜炎　一般用头孢噻肟 + 氨苄西林，如果脑脊液培养出金黄色葡萄糖球菌，用万古霉素或利奈唑胺。GBS 引发的脑膜炎通常疗程需要 14 ~ 21 天。G⁻ 菌则需要 21 天或者脑脊液正常后再用 14 天，少数有并发症（室管膜炎、脑炎、硬膜下积液等）者需要更长时间。

5. 支持治疗　纠正电解质及酸碱失衡，对于感染性休克患儿，则应在用抗菌药物的同时，积极抗休克治疗。

（二）新生儿化脓性脑膜炎

新生儿化脓性脑膜炎（neonatal purulent meningitis）指新生儿期细菌引起的脑膜炎症，新生儿败血症中 1/4 会并发该病。

【诊断】

早产儿、胎膜早破、产程延长、脑脊膜膨出、腰骶部皮肤窦道的新生儿，出现难以解释的体温不稳定，精神、哭声、吮乳、面色不好时，应仔细检查有无激惹、易惊、尖叫、嗜睡、凝视、前囟紧张、饱满、骨缝增宽等提示颅内感染的表现。

1. 脑脊液检查　腰穿指征：①血培养阳性；②临床或实验室检查均强烈提示败血症；③接受抗生素治疗中病情加重。

（1）常规

①压力：常>3~8 cmH$_2$O；

②外观：不清或混浊，早期可清晰透明，培养甚至涂片可发现细菌；

③潘迪试验：常为++~+++；

④白细胞数（WBC）：≥20个/mm^3；

⑤白细胞分类：多核白细胞可>57%~61%，但李斯特菌脑膜炎的单核细胞可达20%~60%。

（2）生化

①蛋白：足月儿>1.7 g/L。>6.0 g/L时脑积水发生率高，预后差；

②葡萄糖：<2.2 mmol/L或低于当时血糖的40%；

③其他：乳酸脱氢酶>1000 U/L，乳酸增高。

（3）涂片及培养：CSF培养阳性是诊断的金标准，CSF涂片革兰氏染色找细菌也有用。做腰穿前接受抗生素治疗CSF中糖回升，蛋白下降，减低细菌培养阳性率。延迟化验>2 h影响CSF结果：葡萄糖下降，细胞计数（尤其中性粒细胞）减少。

（4）用已知抗体检测脑脊液中的相应抗原

①乳胶凝集（LA）试验；

②对流免疫电泳（CIE）；

③免疫荧光技术的应用。分子生物学技术PCR检测等。

2. 血培养与尿培养　血培养阳性率可达40%～60%。耻骨上膀胱穿刺的尿培养。

3. 脑影像学检查　头颅 B 超、CT、MRI 检查判断有无脑沟积脓、脑室管膜炎、硬脑膜下积液、脑脓肿、脑囊肿、脑积水等。

【治疗】

1. 抗菌治疗　尽早用大剂量易入脑脊液的杀菌药，头孢曲松为治疗化脓性脑膜炎的首选抗生素。

（1）病原不明的脑膜炎：经验性用药须针对常见病原菌（GBS、大肠埃希菌和李斯特菌）。国外推荐青霉素或氨苄西林或阿莫西林，加氨基糖苷类（庆大霉素）或加三代头孢菌素（如头孢曲松或头孢噻肟），国内不推荐庆大霉素。

（2）病原明确的脑膜炎：根据药敏结合临床用药。

（3）脑室膜炎：脑膜炎如按指南用药但疗效不佳或脑脊液培养阴性但仍有发热时，常并发脑室膜炎，其发生率可达65%～90%。

2. 其他治疗　苯巴比妥钠抗惊厥，甘露醇降颅压，硬脑膜下积液穿刺放液、手术引流。不推荐使用糖皮质激素辅助治疗。

（三）新生儿破伤风

新生儿破伤风（neonatal tetanus）指破伤风梭菌由脐部侵入引起的一种急性严重感染性疾病，常在生后 7 天左右发病，临床上以全身骨骼肌强直性痉挛、牙关紧闭为特征，又称"脐风""七日风""锁口风""扁担风"。

【诊断】

1. 旧法接生或断脐消毒不严病史、脐部感染病灶。

2. 出生后 7 天左右（2 ~ 14 天）发病。

3. 典型临床表现　牙关紧闭、吞咽困难、刺激后肌肉强直性痉挛发作、"苦笑面容"、角弓反张等。

【预防】

1. 紧急情况可用 2% 碘酒消毒剪刀及结扎脐带的线绳。

2. 接生消毒不严者，24 h 内剪去脐带残端重新结扎，近端用 3% 过氧化氢或 1 : 4000 高锰酸钾液清洗后涂以碘酒，同时肌内注射破伤风抗毒素 1500 ~ 3000 U 或人体免疫球蛋白 75 ~ 250 U。对断脐消毒不严者重新处理，同时肌内注射破伤风抗毒素（TAT）3000 U。

【治疗】

1. 控制痉挛　是治疗本病成败的关键。

（1）地西泮：首选，每次 0.1 ~ 0.3 mg/kg 缓慢（不少于 3 min）静脉注射，5 min 内即达有效浓度。痉挛短暂停止后，改用口服制剂胃管注入，每次 0.5 ~ 1 mg/kg，必要时可加大剂量，每 4 ~ 6 h 1 次，重症时用药间隔可缩短至 3 h，好转后逐渐延长间隔时间。每日地西泮量 > 6 mg/kg 疗效明显优于 < 6 mg/kg，多数需要每日 10 ~ 20 mg/kg，个别甚至达 30 mg/kg，须有呼吸机支持的条件。

（2）苯巴比妥：治疗新生儿其他惊厥的首选药，控制本病采用地西泮效果更好。

（3）咪达唑仑：0.05 ~ 0.1 mg/（kg·h）泵注，

只有小抽动且次数不多时渐减量至停药。

（4）水合氯醛：止惊作用快，10% 溶液每次 0.5 ml/kg 灌肠或由胃管注入。

（5）副醛：止惊效果快而安全，有肺炎时不用。多为临时使用一次，每次 0.1～0.2 ml/kg（稀释成 5% 溶液）静脉注射或 0.2～0.3 ml/kg 肌内注射或灌肠。

（6）硫喷妥钠：使用了以上药物仍痉挛不止时可用。每次 10～20 mg/kg（配成 2.5% 溶液）肌内注射或缓慢静脉注射，边推边观察，惊止即停止再推。静脉注射时不要搬动患儿头部，以免引起喉痉挛。一旦发生，立即静脉注射或肌内注射阿托品 0.1 mg。

（7）泮库溴铵：用人工呼吸机时用。每次 0.05～0.1 mg/kg，每 2～3 h 1 次。

2. 应用破伤风抗毒素　中和未与神经节苷脂结合的毒素，需尽早使用，需做皮试，必要时需脱敏治疗；用人体破伤风免疫球蛋白不必做过敏试验。

（1）马血清破伤风抗毒素（TAT）：1 万～2 万 IU 肌内注射，精制的 TAT 可静脉注射。

（2）人破伤风免疫球蛋白（TIG）：肌内注射 500 IU。

3. 抗菌药　①青霉素：能杀灭破伤风梭菌，10 万～20 万 U/kg，每日 2 次，共用 10 天。②甲硝唑：首剂量 15 mg/kg，以后 7.5 mg/kg，每 12 h 1 次。

4. 脐部处理　用 3% 过氧化氢或 1∶4000 高锰酸钾溶液清洗脐部，再涂碘伏，同时脐部周围注射破伤风抗毒素。接触脐部的敷料应焚烧，脐部有脓肿时需切开引流。

5. 护理　保持室内安静，禁止一切不必要的刺激，保持呼吸道通畅，病初应暂时禁食，缺氧及青紫时给氧，有脑水肿应用甘露醇等脱水剂。有效缓解后可鼻饲营养，遵循少喂多次原则。

（四）先天性梅毒

先天性梅毒（congenital syphilis）是指梅毒螺旋体由母体经胎盘进入胎儿血液循环所致的胎儿全身性感染。2 岁以内为早期先天性梅毒，2 岁以上为晚期先天性梅毒。

【诊断】

主要根据母亲病史、临床表现、实验室检查和 X 线检查。

1. 病史　母亲性病史，梅毒检验情况及治疗史。

2. 临床表现　胎盘大、苍白。肝脾大、黄疸、典型皮肤损害、瘀斑和血小板减少等。

3. 实验室检查　病变部位、胎盘或脐带处找到梅毒螺旋体；梅毒螺旋体 IgM 抗体阳性或螺旋体 DNA 阳性；婴儿血非螺旋体试验抗体滴度较母亲增高 4 倍以上。

4. 其他辅助检查　脑脊液检查、血常规检查、长骨 X 线检查、胸片、肝功能、颅脑超声、眼底检查和脑干听觉反应等。

【治疗】

青霉素：出生 7 日内，每次 5 万 U/kg，每

12 h1 次，静脉滴注；出生 7 日后，每次 5 万 U/kg，每 8 h1 次，静脉滴注，连续 10 天；或普鲁卡因青霉素 5 万 U/kg，1 次 / 天，肌内注射，连续 10 天。脑脊液异常者（神经梅毒）连续 14 天。治疗期间中断 1 天以上，整个疗程需重新开始。

先天性梅毒患儿的随访：疗程完后 2、4、6、9、12 个月复查，至非螺旋体抗体滴度持续下降最终阴性。治疗 6 个月内血清滴度未出现 4 倍下降，或滴度保持稳定或增高，为治疗失败或再感染，应重复治疗。神经梅毒应每 6 个月复查脑脊液 1 次，至脑脊液细胞计数正常为止；2 年后细胞计数仍不正常，或每次复查无下降趋势，应重复治疗，6 个月复查脑脊液 1 次，若脑脊液非螺旋体试验阳性，应重复治疗。

四、呼吸系统疾病

（一）新生儿呼吸窘迫综合征

新生儿呼吸窘迫综合征（neonatal respiratory distress syndrome，NRDS）为肺表面活性物质（pulmonary surfactant，PS）缺乏所致的两肺广泛肺泡萎陷损伤渗出的急性呼吸衰竭，多见于早产儿和剖宫产新生儿，生后数小时出现进行性呼吸困难、发绀和呼吸衰竭。病理上出现肺透明膜，又称肺透明膜病（hyaline membrane disease，HMD）。

【诊断】

1. 主要诊断依据

（1）病史：早产儿 RDS 主要见于胎龄较小的早产儿，剖宫产新生儿 RDS 主要见于胎龄＜39 周足月儿或晚期早产儿。

（2）临床表现：生后出现进行性呼吸困难，严重低氧性呼吸衰竭。

（3）肺 X 线变化：早产儿 RDS 两肺病变比较均匀分布，早期两肺野透亮度降低、毛玻璃样，严重者整个肺野呈白肺，可见支气管充气征，按病情严重程度可将胸片改变分 4 级。

2. 鉴别诊断　见表 3-3。

【治疗】

1. 无创通气　包括经鼻 CPAP、双水平气道正压通气（BiPAP 和 SiPAP）、经鼻间歇正压通气（NIPPV）和无创高频通气（nHFV）等。

2. 肺表面活性物质（PS）药物治疗　天然型 PS 疗效明显优于合成型 PS。近年提倡早期 PS 治疗，出现呻吟、呼吸困难，先使用无创通气，存在 RDS 证据，给 PS。每次 50～200 mg/kg，两肺白肺、广泛渗出等重症病例使用推荐剂量上限，轻症病例和预防使用推荐剂量下限。主张按需给药，呼吸机参数吸入氧浓度>0.4 或平均气道压>8 cmH$_2$O，应重复给药。严重病例需给 2～3 次，一般最多给 4 次，间隔时间按需而定，一般为 6～12 h。用前 37℃预热数分钟，清理呼吸道后，经气管插管，或使用微创 LISA/MIST 法将 PS 注入肺内。

表 3-3 肺透明膜病与湿肺、先天性肺炎的鉴别

项目	肺透明膜病	湿肺	先天性肺炎
胎龄	早产儿多见	足月儿多见	早产、足月儿均可见
母妊娠、分娩史	多有围生期窒息史等促发因素	剖宫产、羊水吸入、母用镇静药过多	母有感染、胎膜早破、羊水腥臭、产道脓性分泌物等
肺泡表面活性物质测定	未达成熟水平	成熟水平	依胎龄而异
临床表现	呼吸窘迫，呼气性呻吟，低血容量，低血压常见	呼吸窘迫，呼气性呻吟少见	呼吸窘迫，感染征象，持续低血压常见
血气分析	pH↓，BE↓，PaO_2↓，$PaCO_2$	PaO_2↓，其他变化不明显	pH↓，BE↓，PaO_2↓
X线表现	网状细颗粒影，支气管充气征，后呈毛玻璃状，甚至"白肺"	肺泡、间质、叶间积液，过度充气，肺纹理增强	粗糙点片状阴影或一叶、一节段受累

项目	肺透明膜病	湿肺	先天性肺炎
血常规、C反应蛋白	无特殊	无特殊	感染血常规、C反应蛋白↑
氧疗和辅助通气	常需氧疗+辅助通气	仅需短时给氧	一般仅需氧疗，偶需辅助通气
病程	3～7天	绝大部分<24 h	一般10～14天
预后	死亡率较高	良好	诊疗及时，预后良好

3. 机械通气　严重 RDS 或无创呼吸支持效果不佳者，予机械通气，一般先用常频机械通气。如常频机械通气参数高，效果不佳，改用高频机械通气。存在机械通气风险，如出生体重<1250 g 需使用无创通气的患儿应早期使用咖啡因，咖啡因可缩短机械通气时间。

4. 体外膜肺　新生儿 ECMO 技术作为严重呼吸衰竭的最后治疗手段。

5. 支持治疗　RDS 因缺氧、高碳酸血症导致酸碱、水电解质、循环功能失衡，应予及时纠正。早期注意限液，酸中毒予补碱，可用多巴胺 3～10 μg/（kg·min）改善循环功能。

6. 并发症治疗　有血流动力学意义的先天性心脏病（hs-PDA）用药物关闭。布洛芬：首剂 10 mg/kg，第 2、3 剂 5 mg/kg，间隔 24 h，口服或静脉滴注，日龄小于 7 天者疗效较好。也可用吲哚美辛（消炎痛）：首剂 0.2 mg/kg，第 2、3 剂：日龄<7 天且出生体重<1250 g 者每次 0.1 mg/kg，日龄>7 天或出生体重>1250 g 者每次 0.2 mg/kg，间隔 24 h，口服或静脉滴注。并发持续肺动脉高压时，用吸入 NO 治疗。

（二）新生儿急性呼吸窘迫综合征

新生儿急性呼吸窘迫综合征（acute respiratory distress syndrome，ARDS）是一种严重威胁新生儿生命的呼吸危重症，其主要临床表现为不同程度的低氧血症，双肺弥漫性透光度下降，炎性渗出伴肺顺应性下降。

【诊断】

新生儿ARDS蒙特勒标准（2017年版）见表3-4。

表3-4 新生儿ARDS蒙特勒标准（2017年版）

项目	标准
起病情况	明确或可疑临床损伤后出现的急性发作（1周内）
排除标准	NRDS、TTN或先天性畸形引起的呼吸困难
肺部影像学	双侧弥散性不规则的透光度下降，渗出或白肺。这些改变不能为其他原因解释，如局部积液、肺不张、RDS、TTN或先天性畸形
肺水肿原因	先天性心脏病无法解释的肺水肿（在无急性肺出血的情况下，则包括动脉导管未闭伴高血流）。心脏超声可用于证实肺水肿原因
氧合障碍	轻度ARDS：4≤OI<8 中度ARDS：8<OI<16 重度ARDS：OI≥16

注：ARDS，急性呼吸窘迫综合征；NRDS，新生儿呼吸窘迫综合征；TTN，新生儿暂时性呼吸增快；RDS，呼吸窘迫综合征；OI：氧合指数。

【治疗】

除了参照新生儿呼吸窘迫综合征（NRDS）的治疗，主要针对原发病的治疗，如继发于重症感染者，积极抗感染治疗。蒙特勒标准着重于新生儿ARDS诊断标准的制定，没有对治疗、护理、预后等进行具体探讨。规范的新生儿ARDS治疗方案仍待探索。

（三）新生儿持续肺动脉高压

新生儿持续肺动脉高压（persistent pulmonary

hypertension of newborn，PPHN）指出生后肺血管阻力持续性增高，肺动脉压超过体循环动脉压，使由胎儿型循环过渡至正常"成人"型循环发生障碍，而引起的心房和（或）动脉导管水平血液的右向左分流，临床出现严重低氧血症等症状。分为：PPHN、支气管肺发育不良（BPD）并发的肺动脉高压。

【诊断】

1. 临床诊断　通过病史和体检，结合动脉导管开口前（右上肢）与动脉导管开口后（下肢）动脉血氧分压差 10～20 mmHg 或以上，或经皮血氧饱和度差在 5%～10% 或以上（下肢测定值低于右上肢），提示存在动脉导管水平的右向左分流；仅有心房卵圆孔水平右向左分流时，不出现氧分压或氧饱和度差，不能排除 PPHN。明显低氧血症且与 X 线片所示的肺部疾病程度不成比例时，应考虑存在 PPHN；应与紫绀型先天性心脏病鉴别。

2. 超声心动图检查　超声心动图是确诊肺动脉高压、监测治疗效果的"金标准"。超声检查可排除紫绀型先天性心脏病和评估心脏功能；有多种超声心动图指标可直接或间接评估肺动脉压力（PAP）。

（1）三尖瓣反流（tricuspid regurgitation，TR）：评估肺动脉压的最准确的方法。简化 Bernoulli 方程：右心室收缩压 = 右心房压（常假定为 5 mmHg）+［4× TR 速度（m/s）^{2}］。超声诊断标准：①肺动脉收缩压（sPAP）>35 mmHg 或>2/3 体循环收缩压；或②存在心房或动脉导管水平的右向左分流。

（2）动脉导管血流速度和方向。

（3）心房水平的分流。

（4）心脏功能和心排出量：PPHN 时左心排

出量常降低，严重时心排出量可由正常的150～300 ml/（kg·min）降为<100 ml/（kg·min）；正确的心排出量评估对临床是否需要应用正性肌力药物、吸入一氧化氮（iNO）和其他对心排出量有影响的药物有较大的指导价值。

3. 其他　脑钠肽或氨基末端脑钠肽前体（NT-proBNP），PPHN急性期血浆脑钠肽水平显著增高，新生儿脑钠肽测定值一般<100 ng/L，肺动脉高压时可以上升至数百，甚至>1000 ng/L。

【治疗】

PPHN的治疗目的是降低肺血管阻力、维持体循环血压、纠正右向左分流和改善氧合。治疗原发疾病，支持治疗。

1. 呼吸支持和维持最佳肺容量

（1）常频通气：保持最佳肺容量——使胸部X线片显示吸气相的肺下界在第8、9后肋间；目标$PaCO_2$一般保持在40～50 mmHg。

（2）应用高频通气：有肺实质性疾病的PPHN，如RDS、MAS等，可采用高频通气模式；常频通气模式下，如PIP>25 cmH_2O、潮气量>6 ml/kg才能维持$PaCO_2$<60 mmHg，也可改为高频通气。将导管后血氧饱和度维持在>0.90；为减少肺气压伤，可允许$PaCO_2$稍高。

（3）应用PS：有肺实质性疾病，如RDS、MAS、肺炎等存在原发或继发性肺表面活性物质（PS）失活，使用PS可募集和复张更多的肺泡、改善氧合。

2. 目标氧合的保持　氧是有效的肺血管扩张剂，但过高浓度氧可致肺损伤，吸入100%氧甚可导致肺血管收缩、对 iNO 的反应性降低、氧化应激损伤等。推荐将动脉导管开口前的 PaO_2 维持在 55～80 mmHg，血氧饱和度（SaO_2）0.90～0.98。严重病例、尤其是先天性膈疝并发 PPHN，用了较高参数的辅助通气支持，氧合仍不佳，如血乳酸水平正常（<3 mmol/L）和尿量≥1 ml/（kg·h），动脉导管开口后的 SaO_2 在 0.80 左右可接受。

3. 维持正常体循环压力　推荐体循环收缩压为 50～70 mmHg，平均压为 45～55 mmHg。血容量丢失或用血管扩张剂后血压降低，可用白蛋白、血浆、输血、生理盐水等补充血容量；正性肌力药物提高左心和右心功能。避免将血压提升至超过正常值范围。

4. 血管扩张剂降低肺动脉压力　在采取了充分的肺泡募集和复张措施，包括常频、高频辅助通气，PS 应用后，要依据氧合状态、体循环血压、超声测定的心脏功能等，选择进一步的扩血管治疗方案。血管扩张剂主要作用于肺血管内皮细胞和平滑肌的 NO、前列环素和内皮素受体等三个靶点，可以单用或联合应用。注意左心功能不全时，多数降低肺血管阻力的药物会使病情恶化。OI>25 是血管扩张剂的适应证。

（1）iNO：NO 是选择性肺血管扩张剂，不显著影响体循环血压；初始剂量是 20×10^{-6}；氧合稳定，可在 12～24 h 后逐渐降为（5～6）$\times 10^{-6}$ 维持；一般 1～5 天不等。PaO_2/FiO_2 较基础值增加>20 mmHg 提示有效。iNO 的撤离：氧合改善，PaO_2 维持在≥60 mmHg（$SaO_2 \geq 0.90$）持续超过 60 min，先将 FiO_2 降为<0.60。iNO 逐渐撤离，每 4 h 降低 5×10^{-6}；达 5×10^{-6} 时，每 2～4 h 降低 1×10^{-6}；为减少 iNO 停

用后的反跳，可降至 1×10^{-6} 再撤离。应持续监测吸入的 NO 和 NO_2 浓度。间歇测定血高铁血红蛋白浓度；应用后 2 和 8 h 分别测定 1 次，然后每天 1 次；如开始数天的高铁血红蛋白浓度均<2%，且 iNO<20×10^{-6}，可停止检测。应用 iNO 后应注意出血倾向。

（2）西地那非：口服每次 0.5 ~ 1.0 mg/kg，每 6 h 1 次，主要副作用是体循环低血压。

（3）内皮素受体拮抗剂：常用波生坦，口服每次 1 ~ 2 mg/kg，每天 2 次。主要不良反应是肝功能损害。

（4）吸入用前列环素：常用伊诺前列素雾化吸入，1 ~ 2 μg/kg，每 2 ~ 4 h 1 次，吸入时间为 10 ~ 15 min。

（5）米力农：PPHN 伴左心功能不全时，可用米力农。负荷量 50 ~ 75 μg/kg 静脉滴注 30 ~ 60 min，后以 0.50 ~ 0.75 μg/（kg·min）维持；有体循环低血压时不用负荷量。<30 周的早产儿，负荷量 135 μg/kg 静脉滴注 3 h，后以 0.2 μg/（kg·min）维持。非选择性血管扩张剂，有体循环低血压可能；在负荷量前通过给以扩容，如生理盐水 10 ml/kg 可减少低血压不良反应。

5. ECMO 的应用

（1）严重的 PPHN，常频通气 OI>30，高频通气 OI>40，高频通气后 2 ~ 12 h 病情仍不改善，提前告知有转至有 ECMO 治疗条件的单位接受治疗的可能性。

（2）ECMO 应用指征：①在常频机械通气时 OI≥40，在高频通气时 OI≥50。② PaO_2<40 mmHg 超过 2 h，或 PaO_2<50 mmHg 超过 2 ~ 12 h；常频机械通

气 PIP>28 cmH$_2$O，或高频通气下 MAP>15 cmH$_2$O 时，动脉导管前 SaO$_2$<85%。③代谢性酸中毒，pH<7.15，血乳酸增高≥5 mmol/L，液体复苏或正性肌力药物应用仍不能纠正的低血压或循环衰竭，尿量<0.5 ml/（kg·h）持续 12～24 h。④其他：胎龄>34 周，体重>2 kg。⑤酸中毒和休克。

（3）ECMO 禁忌证：①绝对禁忌证，Ⅲ～Ⅳ度脑室内出血；严重、不可逆的脑损伤；致死性的先天性畸形；明显的、不可治疗的先天性心脏病；严重的、不可逆的肺、肝或肾疾病。②相对禁忌证，胎龄<34 周；出生体重<2 kg；机械通气时间>14 天；Ⅰ～Ⅱ度脑室内出血；疾病状态提示有非常大的预后不良可能性；先天性膈疝伴肺发育不良，且动脉导管开口前的 PaO$_2$ 始终没有超过 70 mmHg 或 PaCO$_2$ 始终没有<80～100 mmHg。

（四）新生儿呼吸暂停

呼吸暂停（apnea）指呼吸停止时间>20 s，伴有心率减慢<100 次/分或出现青紫、血氧饱和度降低。呼吸停止 5～15 s 以后又出现呼吸，则为周期性呼吸。

【诊断】

足月儿呼吸暂停以继发性多见，结合病史、体格检查、实验室检查、各种辅助检查如心电图、胸及腹部 X 线检查、CT、脑电图、颅脑超声等确定病因。早产儿原发性呼吸暂停需排除引起继发性呼吸暂停的病因。脑性呼吸暂停：呼吸暂停还可是新生儿惊厥的一种表现形式。

【治疗】

首先应确定是原发性呼吸暂停还是继发性呼吸暂停，继发性呼吸暂停应治疗原发病，如控制感染、纠正低血糖及电解质紊乱、纠正贫血、治疗GER等。呼吸暂停的治疗如下。

1. 一般处理　减少咽部吸引及插管，减少经口喂养，避免颈部的过度屈曲或伸展等。必要时吸氧，俯卧位。

2. 物理刺激　呼吸暂停发作时给予物理刺激如托背、摇床、弹足底/气囊面罩加压呼吸等促使呼吸恢复。

3. 黄嘌呤类药物治疗　兴奋呼吸中枢的药物，包括茶碱、咖啡因和氨茶碱。

（1）氨茶碱：负荷量为 $5 \sim 6$ mg/kg，30 min 静脉滴注，12 h 后给维持量，$2 \sim 3$ mg/kg，每隔 12 h 1 次，静滴，应监测有效血浓度，为 $5 \sim 15$ μg/L。

（2）枸橼酸咖啡因：首选，负荷量为 20 mg/kg，30 min 静脉滴注，24 h 后给维持量，每次 $5 \sim 10$ mg/kg，每天 1 次，静滴或口服，有效血浓度为 $5 \sim 25$ μg/L。

4. 正压通气

（1）经鼻持续气道正压通气（NCPAP）：压力为 $5 \sim 6$ cmH$_2$O。也可用高流量鼻导管。

（2）无创通气：无创通气模式，经鼻间歇正压通气进行无创正压机械通气。

（3）机械通气：气管插管人工呼吸机进行机械通气。

5. 原发病治疗。

（五）胎粪吸入综合征

胎粪吸入综合征（meconium aspiration syndrome，MAS）或称为胎粪吸入性肺炎，是宫内或产时吸入被胎粪污染的羊水所致，以呼吸道机械性阻塞及肺组织化学性炎症为病理特征，生后即出现呼吸困难，易并发肺动脉高压和肺气漏。

【诊断】

羊水胎粪污染，初生儿的指甲、趾甲、脐带和皮肤被胎粪污染而发黄，生后不久出现呼吸困难，气管插管时声门处或气管内吸出胎粪，结合典型的胸部 X 线片表现（肺斑片影伴肺气肿，横膈平坦；重症者可出现大片肺不张、继发性肺损伤或继发性 PS 缺乏所致的肺萎陷表现；可并发纵隔气肿、气胸等气漏。X 线片表现在生后 12 ~ 24 h 常更为明显）。

【治疗】

1. 产科处理和 MAS 的预防　羊水胎粪污染时，评估新生儿有无活力（包括心率 > 100 次 / 分、有自主呼吸和肌张力正常），如"无活力"，应气管插管吸引清除胎粪；不能确定是否有"活力"时，一般应进行气管插管吸引。

2. 一般监护及呼吸治疗　对有胎粪吸入者密切监护，监测血糖、血钙等；低血压或心功能不全者使用正性肌力药；限制液体。

3. 机械通气治疗　$FiO_2 > 0.4$ 时可用持续气道正压通气（CPAP）4 ~ 5 cmH_2O 压力治疗。临床及 X 线胸片示肺过度充气时应特别注意。MAS 的机械通气指征：$PaO_2 < 50$ mmHg，$PaCO_2 > 60$ mmHg。相对较高的吸气峰压，如 30 ~ 35 cmH$_2$O，足够的呼气时间，吸气时间为 0.4 ~ 0.5 s，频率为 20 ~ 25 次 / 分。高频呼吸：常频呼吸机应用无效或有气漏，如气胸、间质性肺气肿者，频率为 8 ~ 10 Hz。

4. 肺表面活性物质的应用　PS 应用后气胸的发生及需 ECMO 应用的机会减少。

5. 抗生素的应用　难鉴别 MAS 和细菌感染性肺炎，需广谱抗生素进行治疗，寻找细菌感染的证据以确定抗生素治疗的疗程。

6. 并发症的治疗　如发生肺气漏和 PPHN，应给予相应的治疗。

（六）新生儿湿肺

新生儿湿肺（wet lung of newborn）又称暂时性呼吸增快症（TTN），是一种由肺内液体吸收障碍引起的自限性疾病，一般在 24 ~ 72 h 内自行缓解。

【诊断】

1. 肺液吸收清除延迟引起湿肺症。主要影响因素：①妨碍出生后肺扩张的因素；②孕妇产程中或新生儿出生后输液过量；③结扎脐带过迟；④动脉导管未闭，左向右分流；⑤低蛋白血症；⑥剖宫产儿，尤其选择性剖宫产儿；⑦早产儿。

2. 临床表现　表现为呼吸窘迫，呼吸急促，紫绀，呻吟，吐沫，反应差，不吃，不哭。肺部呼吸音减低或出现粗湿啰音。病程为 5 ~ 6 h 或 1 天内，可 4 ~ 5 天才恢复。

3. X 线表现　①肺泡积液征；②间质积液；③叶间胸膜（多在右肺上、中叶间）和胸腔积液；④其他征象：肺门血管淤血扩张，呈肺纹理影增粗，边缘清楚。自肺门放射状向外周伸展；⑤肺气肿征，透光度增加。X 线表现 24 h 吸收占 71%，72 h 吸收占 97.8%。

4. 肺部 B 超　　主要超声特征是肺水肿，可出现双肺点、胸膜线异常、彗星尾征、B- 线密集、肺泡 - 间质综合征、弥漫性白肺和胸腔积液。

【治疗】

1. 主要加强监护和对症治疗。

2. 呼吸急促和青紫时给予氧疗、鼻塞 CPAP、机械通气。

3. 补碱纠酸。

4. 两肺湿啰音多时，可用呋塞米 1 ml/kg。

（七）新生儿肺出血

新生儿肺出血（pulmonary hemorrhage）是指肺的大量出血，至少累及 2 个肺叶，常发生在一些严重疾病的晚期。

【诊断】

原发病严重，临床症状加重，突发呼吸困难和呼吸不规则，口鼻腔或气管插管内出血。肺部 X 线表现两肺门密度显著增高。肺出血易发生漏诊和误诊，有严重缺氧、感染、寒冷损伤的新生儿，如出现反应差、呼吸困难、呼吸暂停、面色苍灰、酸中毒等情况，应注意可能发生肺出血。

【治疗】

1. 一般治疗　　注意保暖，及时纠正酸中毒，改善循环功能，适当控制液体量。

2. 机械通气　　正压通气和呼气末正压是治疗肺出血的关键措施，一旦发生肺出血，应立即气管插管正压机械通气，提高吸气峰压、呼气末正压（PEEP），根据病情调节呼吸机参数。如常频机械通气效果不佳，改用高频机械通气，或直接高频机械通气。严重广泛肺出血，病情好转后呼吸机参数调整不能操之过急。

3. 肺表面活性物质治疗 对严重肺出血两肺呈白肺者，PS 治疗能缓解病情，改善血氧饱和度。

4. 原发病治疗 感染是肺出血的主要原因，加强抗生素治疗，同时可辅以免疫治疗，输注丙种球蛋白、中性粒细胞、粒细胞集落刺激因子等。

5. 对症治疗

（1）改善微循环：可用多巴胺 $3 \sim 7 \mu g/(kg \cdot min)$ 和多巴酚丁胺 $5 \sim 10 \mu g/(kg \cdot min)$，持续静脉滴注，有早期休克表现者予 0.9% NaCl 扩容。

（2）纠正凝血功能障碍：常伴有凝血功能障碍，可给小剂量肝素，每次 $20 \sim 30$ U/kg，每 $6 \sim 8$ h1 次，皮下注射。

（3）保持正常心功能：多巴酚丁胺 $5 \sim 10 \mu g/(kg \cdot min)$ 持续静脉滴注，心力衰竭用地高辛。

（4）补充血容量：对肺出血致贫血者可输新鲜血，每次 10 ml/kg，保持红细胞压积在 0.45 以上。

（5）应用止血药：可使用立止血 0.2 U 加生理盐水 1 ml 气管插管内滴入，同时用立止血 0.5 U 加生理盐水 2 ml 静脉滴注，但止血药效果常不理想。

五、消化系统疾病

（一）新生儿坏死性小肠结肠炎

坏死性小肠结肠炎（necrotizing enterocolitis, NEC）主要表现为腹胀、呕吐、腹泻、便血，腹部 X 线检查以肠壁囊样积气为特征。

【诊断】

结合临床表现（典型胃肠道症状腹胀、呕吐、腹泻或便血三联征）和腹部 X 线表现，不难诊断。但起病隐匿，症状不典型时要注意。目前用修正 Bell-NEC 分期法进行诊断和评价病情的严重程度（表 3-5）。

【治疗】

1. 内科治疗

（1）禁食与持续胃肠减压：禁食是 NEC 治疗的关键措施之一，多推荐禁食时间为 7～10 天。重启喂养时首选人乳，初始喂养量<20 ml/（kg·d），按 10～20 ml/（kg·d）的速度增加。若人乳缺乏或不足，用标准配方奶喂养，不能耐受标准配方奶时，可用深度水解蛋白配方奶。

（2）抗生素治疗：抗生素的选择应覆盖新生儿败血症常见病原菌，多推荐 7～14 天疗程。

（3）支持疗法：维持水电解质平衡、营养支持、抗休克、纠正凝血障碍、机械通气、治疗多器官功能不全等。

表 3-5　新生儿坏死性小肠结肠炎修正 Bell 分期标准

分期		全身症状	胃肠道症状	影像学检查	治疗
I：疑诊期	A　疑似 NEC	体温不稳定，呼吸暂停，心动过缓	胃潴留，轻度腹胀，便潜血阳性	正常或轻度肠管扩张	绝对禁食，肠胃减压，抗生素治疗 3 天
	B　疑似 NEC	同 I A	肉眼血便	同 I A	同 I A
II：确诊期	A　确诊 NEC（轻度）	同 I A	同 I A 和 I B，肠鸣音消失，腹部触痛	肠管扩张，梗阻，肠壁积气征	同 I A，绝对禁食，应用抗生素 7～10 天
	B　确诊 NEC（中度）	同 II A，轻度代谢性酸中毒，轻度血小板减少	同 II A，肠鸣音消失，腹部触痛明显 ± 腹壁蜂窝织炎或右下腹部包块	同 II A，门静脉积气，± 腹水	同 II A，治疗酸中毒，补充血容量，应用抗生素 14 天
III：进展期	A　NEC 进展（重度，肠壁完整）	同 II B，低血压，心动过缓，严重呼吸暂停，混合性酸中毒，DIC，中性粒细胞减少，无尿	同 II B，弥漫性腹膜炎，腹膨隆和触痛明显，腹壁红肿	同 II B，腹水	同 II B，液体复苏，应用血管活性药物，机械通气，腹腔穿刺
	B　NEC 进展（重度，肠穿孔）	同 III A，病情突然恶化	同 III A，腹胀突然加重	同 III B，气腹	同 II A，手术

引自：Walsh MC, Kligman RM, Fanaroff AA.Necrotizing enterocolitis：a practitioner's perpective.Pediatr Rev，1988，9：225.

2. 外科治疗 外科手术绝对指征：肠穿孔。外科手术相对指征：内科保守治疗无效或病情进展。有手术指征且能耐受手术的，首选剖腹探查术，仅对无法耐受剖腹探查术的患儿考虑选用腹腔引流术。

3. NEC 的治疗方法和目标 见表 3-6。

（二）呕吐

呕吐（vomiting）是新生儿期常见症状之一。可因新生儿的生理解剖特点、喂养不当引起，又是不少疾病及先天性消化道畸形的主要症状。

【诊断】

详细询问病史，询问每次呕吐发生的时间、呕吐物性状、成分、呕吐量和动作以及伴随症状。

全面查体：肠鸣音、肠型和胃肠蠕动波等体征。注意观察进食情况及其与呕吐的关系。阵发性哭闹，吐后哭闹缓解，腹胀肠型明显，肠鸣音亢进等机械性肠梗阻可能性大；呻吟、腹胀但肠型不明显，肠鸣音减弱或消失提示麻痹性肠梗阻。生后 7 天内发病：食管闭锁、咽下综合征、胃食管反流（gastroesophageal reflux，GER）、胎粪性便秘、胃扭转等；生后 7 天后发病：肥厚性幽门狭窄、肠梗阻、NEC 等。呕吐伴随症状：①呕吐物颜色；②呕吐与腹型；③呕吐与排便。辅助检查：①腹平片；②胃肠造影检查；③ 24 h 胃食管 pH 加阻抗动态监测，是诊断呕吐是否为病理性 GER 的金标准；④腹部 B 超检查；⑤胃镜检查。

【治疗】

1. 病因治疗。

2. 对症治疗。

表 3-6 NEC 的治疗方法和目标

异常	干预措施	干预目标或评价指标
怀疑感染	广谱抗生素	清除感染、减轻肠道产气
腹膜炎/肠穿孔	抗生素和外科治疗（腹腔穿刺和引流）	清除感染灶、切除坏死肠管、消除腹水
肠管扩张/肠梗阻	绝对禁食、胃管引流	减少产气、胃肠减压、改善通气
低血压	扩容、缩血管药	恢复适龄正常血压
低灌注/低氧合	扩容、血管活性药、机械通气、供氧、输浓缩红细胞	血红蛋白 12~14 g/dl；氧饱和度>95%；血乳酸正常；心脏指数正常
器官功能不全	扩容、血管活性药、机械通气、供氧、输浓缩红细胞、血小板、新鲜冻干血浆、利尿药	纠正器官功能异常：肾：尿量、BUN、Cr；肝：胆红素、凝血功能、白蛋白；肺：P_{AaO_2}、高碳酸血症；心脏：血压、心脏指数；中枢神经系统：意识水平；血液系统：贫血、DIC（若有活动性出血）
营养摄入不足	胃肠外营养（经中心静脉或外周静脉）	减少分解代谢作用、促进氮平衡和病变愈合、防止发生低血糖

（1）禁食：呕吐严重者在确诊前禁食，给予肠道外营养，保证能量和入量。

（2）体位：GER 患儿可左侧卧位，床头抬高 30°。

（3）洗胃：咽下综合征可用温生理盐水或 1% 碳酸氢钠 100 ml 洗胃。

（4）胃肠减压：呕吐频繁伴严重腹胀，予持续胃肠减压。

（5）纠正脱水、酸中毒。

（6）营养治疗：GER 可用抗反流奶粉，牛奶蛋白过敏选用深度水解蛋白或氨基酸奶粉。

（7）药物治疗：红霉素的治疗效果未得到肯定，抑酸药物和促胃肠动力药物在新生儿的应用尚存在争论。

（三）腹胀

腹胀（abdominal distention）为新生儿期常见症状之一，危重患儿常提示病情恶化。表现为腹部局限性或全腹膨隆，严重者可伴有腹壁皮肤紧张、发亮、发红、发紫。

【病因】

1. 生理性腹胀。

2. 病理性腹胀：肠梗阻、腹水和气腹。

【诊断】

判断是否有肠梗阻，是机械性还是麻痹性肠梗阻，机械性肠梗阻进一步判断是完全性还是不完全性梗阻。血、尿、粪常规＋潜血、电解质检查外，腹部 X 线立位平片对胃肠穿孔、气腹、梗阻及胎粪性腹膜炎有较大诊断价值。消化道钡剂、泛影葡胺、碘剂造影对诊断消化道畸形有意义。腹部 B

超检查可协助诊断腹水、肿瘤、粪肿、腹腔脏器肿大等。

【治疗】

1. 内科性疾病

（1）治疗原发病。

（2）对症治疗：保持肠道菌群平衡，改善肠道微循环，胃管减压、清洁灌肠、肛管排气、抽放腹水、腹腔内气体等。

2. 外科性疾病　主要是手术治疗。

六、血液系统疾病

（一）新生儿红细胞增多症

红细胞增多症（polycythemia）为出生数日内新生儿红细胞过多，血液中红细胞（RBC）、血红蛋白（Hb）及血细胞比容（Hct）异常增加，外周静脉血 Hct>65% 或血红蛋白浓度超过 22 g/dl。

高黏滞血症（hyperviscosity），必须区分红细胞增多症与高黏滞血症，后者定义为血黏度>18 cps（切变率为 11.5 s）或高于正常值两个标准差。新生儿发生高黏滞血症的主要原因为红细胞增多。Hct<60% 时，血液黏度与 Hct 呈线性相关。Hct 超过 70% 时，两者呈指数相关。

【诊断】

1. 实验室检查　外周静脉血 Hct 大于 65%。

2. 红细胞增多症和高黏滞血症导致的临床表现　见表 3-7。

【治疗】

1. 处理原则　密切观察有无神经系统和心血

表 3-7　红细胞增多症和高黏滞血症导致的临床表现

系统	临床表现
神经系统	淡漠、嗜睡 / 易激惹、哭声异常、颤动以及癫痫发作、肌张力过低
呼吸系统	皮肤黏膜紫绀、呼吸窘迫、呼吸暂停、肺血管阻力增加
循环系统	心动过缓 / 心动过速、可能的高血压、心力衰竭、肺动脉高压
消化系统	纳差、腹胀、呕吐、血便、高胆红素血症、胆汁淤积、肝大、NEC
泌尿系统	少尿、蛋白尿、血尿、肾静脉血栓形成、肾功能异常
代谢和内环境	乳酸增高、代谢性酸中毒、低血糖、低钙血症、高胆红素血症
血液系统	血小板减少、高凝状态
皮肤四肢	多血质貌、指（趾）端坏疽

管系统症状，监测并发症，如低血糖和高胆红素血症。发现低血糖时应适量补充葡萄糖，及时治疗高胆红素血症。必要时部分换血治疗。

2. 无症状婴儿　外周静脉血 Hct 为 65%~70% 的无症状患儿，仅需观察。每 6 h 测定静脉血 Hct。外周静脉血 Hct 大于 75%，即使无症状也应进行部分换血。

3. 有症状的婴儿　外周静脉血 Hct 大于 65% 且有高黏滞血症引起的症状予部分换血治疗。

4. 部分换血技术　通过脐静脉或脐动脉导管抽血，同时从外周静脉输注生理盐水或 5% 白蛋白。换血量（单位为 ml）的计算公式如下：换血量 = ［血容量 ×（实际 Hct − 预期 Hct）× 体重（kg）］÷

实际 Hct。血容量按 80~100 ml/kg 体重计算。目标 Hct 通常设定为 55%~60%。部分换血可能会增加红细胞增多症婴儿的 NEC 风险。

（二）新生儿贫血

贫血的原因分为红细胞生成下降、破坏增加及失血。生后 1 周内，血红蛋白<140 g/L 定义为贫血。

生理性贫血（physiological anemia）是指足月儿生后 6~12 周时血红蛋白下降至 95~110 g/L；1.2~2.5 kg 早产儿在生后 5~10 周血红蛋白值为 80~100 g/L；<1.2 kg 早产儿在生后 4~8 周血红蛋白值为 65~90 g/L。

【诊断】

新生儿贫血诊断步骤见图 3-5。

【治疗】

1. 原发病治疗

（1）溶血性贫血：最常见的是同族免疫性溶血性贫血，早期予换血疗法可移去抗体及胆红素，纠正贫血。

（2）红细胞产生减少性贫血：如为先天性再生不良性贫血，早期可用肾上腺皮质激素治疗，无效者考虑输血。其他如因维生素缺乏，则给予适当补充。

（3）失血性贫血：根据失血的严重程度及急慢性来决定治疗措施。轻度慢性贫血，无窘迫现象，不需立即治疗；急性大量失血，表现软弱、苍白，甚至有低血压或休克，应立即紧急治疗。

2. 输血治疗　应根据贫血程度、起病缓急及临床表现，决定是否输血治疗。

（1）输血指征：①生后 24 h 内，Hb<130 g/L；

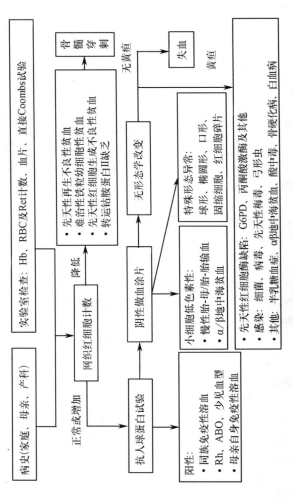

图 3-5 新生儿贫血诊断步骤

②心肺疾病，Hb＜130 g/L（Hct＜0.40）；③静脉采血≥血容量5%～10%；④急性失血，失血量≥血容量10%。

（2）输血量的计算：输3 ml浓缩红细胞或6 ml全血可提高血红蛋白1 g。计算公式为：所需浓缩红细胞量（ml）＝体重（kg）×［预期达到血红蛋白值（g/L）－实际血红蛋白值（g/L）］×3（3 ml血提高血红蛋白1 g）。

（3）早产儿输血指征和输血量见表3-8。

3. 铁剂治疗　大量失血，无论急性或慢性均要补充铁剂，剂量为2～3 mg元素铁/（kg·d），时间至少3个月。

4. 合并症治疗　有心力衰竭时，可在输血前给呋塞米1 mg/kg静脉注射。

（三）新生儿出血病

新生儿出血病（haemorrhagic disease of the newborn，HDN）又名维生素K缺乏性出血症（vitamin K deficient bleeding，VKDB），体内维生素K依赖因子的凝血活性低下所致的出血性疾病。某些凝血因子（Ⅱ、Ⅶ、Ⅸ、Ⅹ）（维生素K依赖因子）和对凝血起重要调节作用的蛋白（蛋白C、S）的凝血生物活性直接依赖于维生素K的存在，新生儿（尤其早产儿及小于胎龄儿）血中维生素K水平普遍较低。

【诊断】

新生儿出血病的诊断主要根据病史特点、临床表现和实验室检查，其中维生素K缺乏诱导蛋白（PIVKA-Ⅱ）是诊断HDN的金标准，直接测定维生

表 3-8 早产儿输血指征

Hct	机械通气和贫血症状	输血量
Hct<0.45 （满足任意一条）	• ECMO 治疗 • 青紫型先天性心脏病	15～20 ml/kg
Hct<0.36 （满足任意一条）	• FiO₂>0.35 • CPAP 或 IMV 的 MAP 6～8 cmH₂O	15～20 ml/kg
Hct<0.31 （满足任意一条）	• 任何接受氧疗者 • CPAP 或 IMV<6 cmH₂O • 在甲基黄嘌呤治疗时，12 h 内呼吸暂停超过 9 次，或者 24 h 需气囊加压复苏的呼吸暂停超过 2 次 • 心动过速（>180 次 / 分），气急（>80 次 / 分）持续超过 24 h • 在能量≥100 kcal/（kg·d）的情况下，体重增加<10 g/（kg·d）持续 4 天 • 手术	15～20 ml/kg
Hct<0.21	• 无症状，网织红细胞<2% 或<100 000/μl	15～20 ml/kg

素 K_1 也是诊断的可靠指标。导致 PT 延长和 INR 升高，严重缺乏，部分凝血活酶时间（APTT）也受到影响。维生素 K 治疗有效有助于诊断。全国维生素 K 缺乏研究协作组对 HDN 提出诊断标准，凡具备 3 项主要指标或 2 项主要指标加 3 项次要指标可诊断。

VKDB 诊断主要指标和次要指标见表 3-9。

表 3-9　VKDB 诊断主要指标和次要指标

主要指标	次要指标
1. 突发型出血，包括颅内出血、消化道出血、肺出血、皮下出血和注射部位出血不止等 2. 实验室检查：血小板出血时间（BT）、凝血时间（CT）正常，而 PT 延长或 APTT 延长，或 PIVKA-II 阳性，或血清维生素 K 浓度低下或测不到。缺乏实验室资料者，需排除产伤、缺氧、感染、肺透明膜病、DIC 和血小板减少等其他原因导致的出血 3. 给予维生素 K 后出血停止，临床症状得以改善	1. 3 个月以内小婴儿 2. 纯母乳喂养 3. 母亲妊娠期有用抗惊厥、抗凝血、抗结核及化疗药物史 4. 患儿有肝胆疾病史 5. 患儿长期服用抗生素史 6. 患儿慢性腹泻史

【治疗】

对已发生出血者，立即肌内注射维生素 K_1 1～2 mg，出血严重者或紧急情况下，可用维生素 K_1（静脉注射制剂）1～5 mg 静脉推注，静脉推注维生素

K_1 有一定的危险性，偶尔可出现过敏性休克、心搏/呼吸骤停等反应，故应缓慢给药（每分钟不超过 1 mg）。出血较重（尤其出现出血性休克表现如皮肤黏膜苍白、Hb<100 g/L、收缩压<4 kPa 和 pH<7.10）时，应立即输注同型或 O 型压积红细胞及同型或 AB 型血浆 10~20 ml/kg，根据出血量和速度设定输血量和速度。如有消化道出血，应暂时禁食，予肠外营养；脐部渗血可局部应用止血消炎药粉，穿刺部位渗血可行压迫止血。在早产儿或肝病患儿，若发生出血，除了给予维生素 K_1，最好输注新鲜血浆或全血。人工合成的维生素 K_3（亚硫酸氢钠甲萘醌）和维生素 K_4（乙酰甲萘醌）可致溶血和黄疸，宜慎用。

七、神经系统疾病

（一）缺氧缺血性脑病

新生儿缺氧缺血性脑病（hypoxic ischemic ence-phalopathy，HIE）指由于围生期缺氧导致的急性脑损害，临床上表现为一系列神经功能异常。

【诊断】

1. 诊断时要具备条件　①有临产时或产时存在导致胎儿和新生儿急性缺氧缺血的病因；②新生儿生后短时内出现相应的神经系统表现，持续 24 h 以上；③辅助检查证实有急性缺氧缺血后相应改变，包括实验室化验检查、神经影像检查、神经电生理检查等；④除外其他原因所导致的急性脑病和宫内已发生的非急性期脑损伤。

2. HIE 的临床分度　见表 3-10。

表 3-10 HIE 的临床分度

分度	意识	肌张力	原始反射		惊厥	中枢性呼吸衰竭	瞳孔改变	EEG	病程及预后
			拥抱反射	吸吮反射					
轻度	兴奋抑制交替	正常或稍增高	活跃	正常	可有肌阵挛	无	正常或扩大	正常	症状在 72 h 内消失、预后好
中度	嗜睡	减低	减弱	减弱	常有	有	常缩小	低电压可有痫样放电	症状在 14 天内消失、可能有后遗症
重度	昏迷	松软或间歇性伸肌张力增高	消失	消失	有，可呈持续状态	明显	不对称或扩大，对光反射迟钝	暴发抑制，等电位	症状可持续数周，病死率高，存活者多有后遗症

引自：中华医学会儿科学分会新生儿学组. 新生儿缺氧缺血性脑病诊断标准. 中国当代儿科杂志, 2005, 7: 97-98.

【治疗】

1. 支持对症治疗，阻断缺氧缺血原发事件和避免或减轻继发性脑损伤。

（1）维持适当的通气和氧合。

（2）维持适当的脑血流灌注，避免血压剧烈波动。

（3）维持适当的血糖水平：血糖以维持在 $4.2 \sim 5.6$ mmol/L（$75 \sim 100$ mg/dl）为宜。

（4）适量限制入液量，不建议常规使用甘露醇预防脑水肿，不建议使用激素减轻脑水肿，应维持尿量 >1 ml/（kg·h）。

（5）控制惊厥：推荐苯巴比妥作为控制惊厥一线用药，不预防用药。

2. 神经保护治疗　推荐亚低温治疗足月儿中、重度 HIE。选择性头部亚低温（冰帽系统）或全身亚低温（冰毯系统）。胎龄 ≥ 36 周和出生体重 ≥ 2500 g，同时存在以下列情况：①有胎儿宫内窘迫的证据；②有新生儿窒息的证据；③有新生儿 HIE 或 aEEG 脑功能监测异常的证据。选择性头部亚低温使鼻咽部温度维持在 $33.5 \sim 34$ ℃（目标温度）可接受温度为 $33 \sim 34.5$ ℃，同时直肠温度维持在 $34.5 \sim 35$ ℃。最适宜在生后 6 h 内进行，越早越好，治疗时间为 72 h。

（二）新生儿惊厥

新生儿惊厥（neonatal seizure）是指生后 28 天内（足月儿）或纠正胎龄 44 周内（早产儿）出现一种刻板的、阵发性发作的、引起神经功能［行为、运动和（或）自主神经功能］改变，伴或不伴异常同步大脑皮质放电的表现，80% 的新生儿惊厥发生在生后 1 周内。

【诊断】

新生儿惊厥诊断的金标准是连续视频 EEG 监测。新生儿惊厥的 EEG 与临床表现相分离已获广泛认可，多数研究通过临床表现诊断新生儿惊厥。新生儿惊厥病因诊断资料分析见表 3-11。

表 3-11　新生儿惊厥病因诊断资料分析

病史和辅助检查	特点
妊娠和出生史	缺氧损伤的危险因素，如脐带绕颈或脐带血栓形成、胎心率减慢、胎粪、低 Apgar 评分和胎盘异常。分娩方式也很重要，因为通过阴道助产的婴儿更可能有颅内出血。产伤的其他危险因素包括巨大儿、母体肥胖和异常胎先露
母亲患病、特殊药物或毒品接触史	包括先前自然流产（先天畸形）、妊娠期糖尿病（新生儿低血糖症）、性传播疾病或其他感染史（感染传播给新生儿）、妊娠期间疾病史（例如，母体皮疹和发热可能提示宫内病毒感染）、使用处方药或违禁物质（药物中毒或戒断）、凝血或出血倾向（新生儿脑卒中或出血）
家族史	包括询问早期同胞不明原因死亡或血亲关系（遗传性代谢病），以及癫痫家族史［尤其是新生儿（良性家族性新生儿癫痫）］

病史和辅助检查	特点
体格检查	评估生命体征、头围、胎记、躯体异常或面部畸形和任何可能的感染体征（如提示脑膜炎的囟门膨隆或提示 TORCH 感染的皮疹） 神经系统检查应该包括精神状态和觉醒度水平评估、脑神经检查和运动检查，以检测出可能提示结构性脑损伤或新生儿脑病的自发运动不对称或异常肌张力 遗传性代谢病的典型表现通常为最初数日没有症状，之后出现喂养困难、嗜睡和呼吸窘迫，孤立性惊厥发作，惊厥发作特征包括肌阵挛性发作和常规治疗难治性发作
实验室检查	血常规、血生化（电解质、血糖、血乳酸、肝肾功能、酮体、血氨等）、血气、脑脊液常规生化、代谢产物分析等、基因分析
影像检查	头颅超声、MRI、MR 血管造影、脑电图

【治疗】

1. 新生儿惊厥诊治流程图见图 3-6。
2. 新生儿惊厥药物选择见图 3-7。

（三）新生儿颅内出血

颅内出血（intracranial hemorrhage，ICH）按照出血部位可分为脑室周围 - 脑室内出血（periventricular-intraventricular hemorrhage，PIVH）、硬膜下出血、蛛网膜下腔出血、脑实质出血，小脑丘脑和基底核出血等。脑室周围 - 脑室内出血是早产儿最常

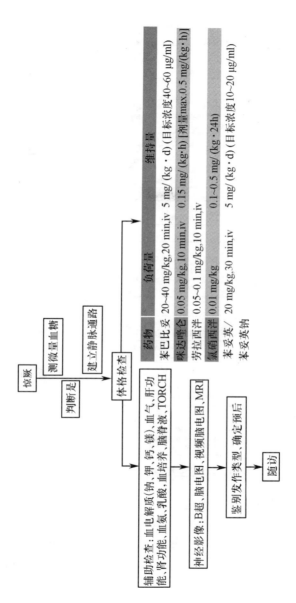

图 3-6 新生儿惊厥诊治流程图

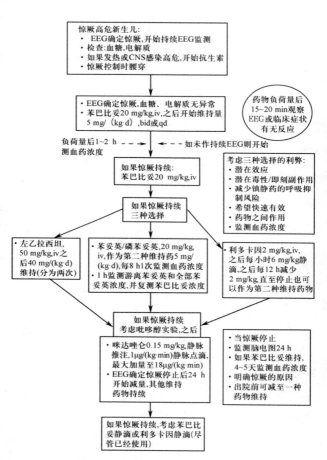

图 3-7 新生儿惊厥药物选择

见颅内出血，也称生发基质 - 脑室内出血（germinal matrix hemorrhage and intraventricular hemorrhage，GMH-IVH）或室管膜下出血（subepe-ndymal hemorrhage，SEH）。

【诊断】

生后 3 天内颅脑超声筛查：①胎龄≤32 周的早产儿；②具有颅内出血高危因素的近足月早产儿、甚至足月儿。PIVH 的 Volpe 分度标准见表 3-12。

表 3-12　PIVH 的 Volpe 分度标准

分度	标准
I 度	出血局限于 GM
II 度	GMH 和 IVH 占侧脑室容积≤ 50%
III 度	GMH 和 IVH 占侧脑室容积 > 50% 以上，伴急性脑室扩张
IV 度	IVH 同侧的侧脑室发生出血性脑梗死

【治疗】

1. 常规处理　保持呼吸和循环稳定，维持正常脑血流灌注和氧合，保持内环境稳定，营养支持，控制惊厥，纠正高颅压。

2. 出血后脑积水的监测　重度 PIVH 监测头颅超声至少每周 1 次，每日测量头围、囟门和颅缝大小。

3. 出血后脑积水的治疗　①暂时措施为直接侧脑室外引流；②持续性不能缓解的出血性脑积水在除外中枢感染后可选择侧脑室 - 腹膜腔分流术（ventriculoperitoneal shunt，VPS）；③微创脑室镜行脑室穿通术、第 3 脑室造瘘术、中脑水管成形术形成新的脑脊液循环通路，缓解脑积水。

4. 颅内出血的手术治疗　对大量脑实质出血、

硬膜下出血和蛛网膜下腔出血必要时采取开颅手术清除血肿、减压和止血治疗。

八、营养代谢疾病

（一）新生儿低、高血糖症

低血糖症

新生儿低血糖症（hypoglycemia）是指血糖低于正常新生儿的最低血糖值。全血血糖 < 2.2 mmol/L（< 40 mg/dl），血浆糖 < 2.2 ~ 2.5 mmol/L（< 40 ~ 45 mg/dl）作为诊断标准，而低于 2.6 mmol/L（47 mg/dl）为临床需要处理的界限值。

【病因】

1. 糖原和脂肪贮存不足。

2. 耗糖过多。

3. 高胰岛素血症。

4. 内分泌和代谢性疾病。

5. 遗传代谢病及其他疾病。

类型：①早期过渡性低血糖症；②继发性低血糖症；③经典型或暂时性低血糖症；④严重反复发作性低血糖症。

【治疗】

1. 血糖 < 2.6 mmol/L，无症状，静脉输注葡萄糖液，给药速度为 6 ~ 8 mg/（kg·min），每小时监测微量血糖 1 次，至血糖正常后渐减少至停止输注葡萄糖。血糖 < 2.6 mmol/L，有症状（主要表现包括轻至重度的意识改变如嗜睡或昏迷，刺激无反应。）立即静脉注入 10% 葡萄糖液 2 ml/kg，速度为 1 ml/min，后继续输注葡萄糖液，速度为 6 ~ 8 mg/（kg·min）。

经上述处理仍低血糖，逐渐提高输注葡萄糖速度至 10 ~ 12 mg/（kg·min）。外周静脉输注葡萄糖的最大浓度为 12.5%，超过此浓度应经中心静脉输液。治疗期间每小时测定微量血糖 1 次，如症状消失，血糖正常，12 ~ 24 h 后逐渐减少至停止输注葡萄糖，并及时喂奶。

2. 严重疾病可肠外营养，直至血糖稳定并开始肠道喂养。如静脉输注葡萄糖 12 ~ 15 mg/（kg·min），血糖浓度仍不能维持正常，应用氢化可的松 5 mg/（kg·d）分两次给予，应用前应测定血皮质醇水平。

3. 持续性低血糖可肌内、皮下或静脉注射胰高血糖素（glucagon）0.025 ~ 0.2 mg/kg。高胰岛素血症者可用二氮嗪或生长抑素（长效醋酸奥曲肽，抑制胰岛素和生长激素释放）。

4. 积极治疗各种原发病。

高血糖症

新生儿高血糖症（hyperglycemia）多以全血葡萄糖>7 mmol/L（125 mg/dl）或血浆葡萄糖>8 mmol/L（145 mg/dl）作为诊断标准，多见于早产儿。由于新生儿肾糖阈值低，当血糖>6.7 mmol/L 时常出现尿糖。

【病因】

1. 血糖调节功能不成熟对糖耐受力低。

2. 疾病影响　出生窒息、感染或低体温的新生儿易发生高血糖。

3. 医源性高血糖。

4. 新生儿暂时性糖尿病又称新生儿假性糖尿病，其病因和发病机制尚不清楚，可能与胰腺发育不成熟或 B 细胞暂时性功能低下有关。多见于小于胎龄儿，出生 6 周内发病，病程呈暂时性。

5. 真性糖尿病　新生儿期少见，可能与基因突变有关，部分有家族史，可持续至儿童期或青春期。

6. 肠外营养。

【治疗】

1. 医源性高血糖症应尽早开始胃肠喂养，促进激素分泌并促进胰岛素分泌。

2. 迅速纠正高血糖症伴明显脱水病人的电解质紊乱。持续高血糖、尿酮体阳性应监测血气分析，及时纠正酮症酸中毒。

3. 胰岛素治疗　当输注葡萄糖浓度已降至 5%、速度降至 4 mg/(kg·min) 时血糖仍 > 14 mmol/L、尿糖阳性或由于限制葡萄糖摄入导致热量不足，可试用胰岛素。

（1）间歇胰岛素输注：0.05 ~ 0.1 U/kg，每 4 ~ 6 h 1 次，必要时通过输液泵输注（> 15 min）。

（2）持续胰岛素滴注：如用三次胰岛素血糖仍 > 11 mmol/L，可以持续滴注胰岛素，速度为 0.01 ~ 0.2 U/(kg·h)，通常开始剂量为 0.05 U/(kg·h)，新生儿对胰岛素极为敏感，应每 30 min 监测一次血糖，以调节胰岛素的滴注速度直至稳定。如果血糖仍 > 10 mmol/L，增加滴注速度 0.01 U/(kg·h)；如发生低血糖，停用胰岛素，并静脉输注 10% 葡萄糖 2 ml/kg。

（3）皮下注射胰岛素：已很少应用（新生儿糖尿病除外）。

（4）滴注胰岛素期间每 6 h 监测血钾水平。由于高血糖的发生机制及胰岛素的作用机制尚不清楚，部分高血糖为自限性，不建议胰岛素常规用于新生儿尤其 VLBW 儿。

4. 治疗原发病，如停用激素、纠正缺氧、恢复体温、控制感染、抗休克等。

（二）钙、磷、镁代谢紊乱

低钙血症

新生儿低钙血症（hypocalcemia）：血清钙低于 1.8 mmol/L（7.0 mg/dl）或离子钙低于 1.0 mmol/L（4.0 mg/dl）。

【治疗】

1. 治疗取决于低钙的程度及是否有临床症状和体征，无症状早产儿或无其他疾病者不需治疗。伴惊厥、手足搐搦或呼吸暂停的严重低钙血症，10% 葡萄糖酸钙（1 ml 含元素钙9.4 mg，0.225 mmol）每次 1~2 ml/kg，以 5% 葡萄糖液稀释 1 倍缓慢静注（1 ml/min），必要时可间隔 6~8 h 再次给药。注射过程要监测心率，维持心率在 80 次/分以上，钙剂可致心律失常及皮肤或组织坏死，不宜快速静脉推注并避免药液外渗。

2. 急性症状控制后，维持血清钙＞1.75 mmol/L，早产儿不能经口喂养者，可持续输入 10% 葡萄糖酸钙 5~8 ml/（kg·d）；如喂养耐受，可将 10% 葡萄糖酸钙静脉输液剂量分 4~6 次口服，直至血钙稳定。

3. 长期或晚期低钙血症者，需口服钙盐 2~4 周以减少肠道吸收磷并逐渐停药，维持血清钙在 2~2.3 mmol/L（8.0~9.0 mg/dl）。每周测定 1~2 次血清钙和磷。

4. 甲状旁腺功能低下者，应长期口服

钙剂，同时应用维生素 D 类似剂双氢速甾醇（dihydrotachysterol）0.05 ~ 0.1 mg/d。

5. 低钙血症伴低镁血症者，应用镁盐治疗。

高钙血症

高钙血症（hypercalcemia）：血清钙＞2.75 mmol/L（11.0 mg/dl）或离子钙＞1.45 mmol/L（6 mg/dl）。严重高钙血症：血清钙＞4 mmol/L（16 mg/dl）或离子钙＞1.8 mmol/L。

【治疗】

1. 轻度高钙血症限制钙和维生素 D 摄入、清除维生素 D 及减少日照。用低钙、低维生素 D 配方奶喂养（含钙量低于 10 mg/100 kcal 或不含维生素 D）。

2. 低血磷相关严重高钙血症，补充磷元素 0.5 ~ 1.0 mmol/（kg·d）[30 ~ 50 mg/（kg·d）]，促进钙重新分布，尽量口服。

3. 糖皮质激素可用于维生素 A 和 D 过量及皮下脂肪坏死的病人，泼尼松每日 1 ~ 2 mg/kg 或氢化可的松 1 mg/（kg·d），疗程至少 2 ~ 3 周，甲状旁腺功能亢进者无效。

4. 重度高钙血症或出现高血钙危象者除病因治疗外，应降低血钙。生理盐水 10 ~ 20 ml/kg，15 ~ 20 min 以上静脉输入，后予呋塞米 1 mg/kg，每 6 ~ 8 h 测定血清钙、镁、钠、钾、渗透压及出入水量。

5. 严重甲状旁腺功能亢进者可行甲状旁腺切除术。

低磷血症

低磷血症：血清磷＜1.6 mmol/L。轻度低磷血症：1.0 ~ 1.6 mmol/L；中度低磷血症：＜1.0 mmol/L；重

度低磷血症：<0.6 mmol/L；极重度：<0.4 mmol/L。

【治疗】

1. 单独补磷，促进骨矿化，导致血钙下降，可形成骨饥饿综合征（hungry bones syndrome）。使用钙、磷强化母乳喂养或早产儿配方奶（钙、磷含量高）预防低磷血症。适合早产儿骨骼发育钙：磷比例应接近其在宫内的钙：磷比例1.7∶1。

2. 无症状低磷血症，主要治疗原发病。禁用与磷结合的口服药物。长期胃肠道外补充营养时，应注意补磷，以防止发生低磷血症。

3. 严重低磷血症者，可口服磷酸钾盐或静脉滴注磷酸钠或磷酸钾盐，如甘油磷酸钠注射液0.5~1 ml/（kg·d），用5%或10%葡萄糖注射液稀释后输注。

4. 早产儿在第1周内同时补充钙［0.8~2 mmol/（kg·d）］和磷［1~2 mmol/（kg·d）］，1周后同时补充钙［1.6~3.5 mmol/（kg·d）］和磷［1.6~3.5 mmol/（kg·d）］。

高磷血症

高磷血症：血磷≥2.45 mmol/L。引起高磷血症的原因包括内源性和外源性两个方面。

血磷浓度增高时可减少钙镁吸收，导致低血钙和低血镁，从而出现相应的临床表现。

一过性高磷血症往往无特异性表现，急性高血磷常伴低血钙，可出现惊厥和搐搦，严重时可发生喉痉挛及呼吸暂停造成猝死。血磷突然升至≥3.2 mmol/L为高磷血症危象，临床可出现嗜睡、晕厥、僵硬，呼吸、心搏加快和严重脱水表现，最终导致低血钙及各系统功能损害，心电图显示QT

时间延长，甚至危及生命。

【治疗】

积极治疗原发病至关重要，同时限制高磷饮食。重症者需对症选用降血磷药物。需及时输入10%葡萄糖，同时加胰岛素及排钠利尿药。一般在原发病治愈后 1~2 周血磷恢复正常，PTH 分泌继而恢复正常。

低镁血症

低镁血症（hypomagnesemia）：血清镁低于 0.6 mmol/L（1.6 mg/dl）。新生儿血清镁正常值为 0.6~1.1 mmol/L（1.6~2.8 mg/dl）。

血清镁浓度降低时，神经系统兴奋性增加，神经肌肉传导性增强。眼角及面肌抽动、凝视或四肢强直。血清镁浓度降至 0.5 mmol/L（1.2 mg/dl）以下时，可出现惊厥、呼吸暂停。心律失常是严重低镁血症危及生命的表现，ECG 主要表现为 T 波平坦、倒置及 ST 段下降，QT 间期正常，可与低钙血症鉴别。

【治疗】

伴有低钙血症的低镁血症，用钙剂及维生素 D 治疗会使血镁更低，应用镁盐治疗。

首选硫酸镁，抽搐时肌内注射 25% 或 50% 硫酸镁 0.4 ml/kg 或 0.2 ml/kg，肌内注射过浅可致局部坏死，不适用于早产儿。严重低镁血症静脉注射 2.5% 硫酸镁 2~4 ml/kg，速度<1 ml/min，每 8~12 h 重复 1 次，一般注射 1~4 次能控制惊厥，随后口服 10% 硫酸镁，每次 1~2 ml/kg，每日 2~3 次，多数病例治疗 7~10 天。静脉治疗需监测心率，出现肌张力低下、腱反射消失或呼吸抑制等

血镁过高的表现，立即静脉注射 10% 葡萄糖酸钙 2 ml/kg。

高镁血症

高镁血症（hypermagnesemia）：血清镁 >1.1 mmol/L（3 mg/dl）。通常血清镁 >1.9 mmol/L（5 mg/dl）时出现症状。

镁升高可引起中枢神经系统抑制、神经肌肉阻滞、肌张力低下及呼吸、循环衰竭，对神经肌肉接头处的抑制尤为明显。

1. 血清镁 1.2 ~ 1.6 mmol/L（3 ~ 4 mg/dl），可有肌张力减弱、胃肠蠕动缓慢、胎粪排出延迟或肠梗阻。

2. 血清镁 1.6 ~ 2.4 mmol/L（4 ~ 6 mg/dl），可使血压下降、尿潴留。

3. 血清镁 2.4 ~ 3.2 mmol/L（6 ~ 8 mg/dl），可出现中枢抑制、嗜睡、呼吸减弱。

4. 血清镁 4.8 mmol/L（12 mg/dl）出现呼吸肌麻痹、呼吸停止、昏迷，严重病例可发生心搏骤停。

【治疗】

目的是清除过多外源性镁。静脉推注 10% 葡萄糖酸钙 2 ml/kg，严重呼吸抑制病人需呼吸支持，保证足够液体，适当应用利尿药，肠功能正常可胃肠喂养。治疗过程中严密心电监护，不建议换血、腹膜透析及血液透析。

（三）钠、钾代谢紊乱

低钠血症

低钠血症：血钠低于 130 mmol/L。正常血清钠为 135 ~ 145 mmol/L。

新生儿分布容积为体重的70%，钠缺失的计算如下：Na+ 缺失（或过多）mmol=0.7 × 体重（kg）× [Na+ 理想值（mmol/L）–Na+ 实际值（mmol/L）]。一般当血钠低于 125 mmol/L 时可出现临床症状。伴有细胞外液减少的低钠血症可出现低渗性脱水症状，表现为皮肤弹性差、心率增加、血压降低，严重者可出现休克。伴有细胞外液过多的低钠血症可因脑水肿而出现神经系统症状。

【治疗】

1. 主要针对原发病，积极去除病因，纠正严重低钠血症的危害。

2. 细胞外液减少的低钠血症，补充钠和水。

3. 正常细胞外液的低钠血症，应限制液体进量。血钠<120 mmol/L 或出现神经系统症状时，不应限制液体，可静脉应用呋塞米 1 mg/kg，每 6 h 1 次，同时用 3%NaCl（开始剂量为 1 ~ 3 ml/kg），直至血钠达 120 mmol/L。血钠超过 120 mmol/L 和神经系统症状减轻后，可单独限液。

4. 细胞外液过多的低钠血症，主要治疗原发病，限制水、钠，改善心功能。

5. 钠丢失性低钠血症，第一个 24 h 给钠丢失量的 2/3，其余在以后 24 h 补充。血钠<120 mmol/L 时，应用 3%NaCl 液经 4 ~ 6 h 纠正；当血钠已达 120 mmol/L，可 48 h 内缓慢纠正至正常，此时应用 5% 葡萄糖液加 0.45% ~ 0.9%NaCl 液。

高钠血症

高钠血症：血钠超过 150 mmol/L。

可有嗜睡、激惹、烦躁、呼吸增快、呕吐、心率加快甚至出现心力衰竭等。严重高钠血症者可发生惊厥及昏迷，可留有严重后遗症，重者死亡。

【治疗】

1. 细胞外液正常或减少的高钠血症，应增加补水的速度，纠正高钠血症不能过快，速度应每小时 <1 mmol/kg，以免引起脑水肿和惊厥。

2. 细胞外液增加的高钠血症，通过减少液体中的钠含量来减少钠摄入，或（和）限制液体进入速率。大多数高钠血症属于高钠性脱水，治疗分为两个阶段：急性阶段用 10~15 ml/kg 等张生理盐水恢复循环容量；补液阶段，补充其余的游离水（free water）缺失和生理需要量，至少经过 48 h 均匀补充。

游离水的缺失可通过下列公式计算：游离水缺失（或过多）（L）= $[0.7 \times$ 体重（kg）$] \times \{1-[Na^+$（mmol/L）$]_{实测值} / [Na^+$（mmol/L）$]_{要求值}\}$。

每降低 Na^+ 1 mmol/L 需要输游离水 4 ml/kg；在重度高钠（如血钠高达 195 mmol/L），只需要输游离水 3 ml/kg。0.9%NaCl 溶液中游离水为 0，0.45%NaCl 溶液中游离水为 50%，而 5% 葡萄糖液中游离水为 100%。轻、中度高钠血症的补液阶段，可用 5% 葡萄糖溶液 + 0.2% 或 0.45% 氯化钠溶液；血钠 >165 mmol/L，先用 0.9%NaCl 溶液；血钠 >175 mmol/L 时，在输注液体中加入 3%NaCl 溶液，使输液钠浓度调至低于实际测得的血清钠浓度 10~15 mmol/L。

低钾血症

低钾血症：血清钾 <3.5 mmol/L。正常新生儿血清钾维持在 3.5~5.5 mmol/L。

低钾可引起神经肌肉兴奋性降低，可出现反应低下、腱反射减弱、腹胀或肠麻痹；心率增快、心音低，常出现心律失常。心电图示 T 波增宽、低平或倒置，出现 U 波，Q-T 延长，ST 段下降等。心律失常包括房性或室性期前收缩、室上性或室性心动过速、心室扑动或心室颤动。

【治疗】

首先是治疗原发病，尽可能去除低钾的病因，防止血钾的进一步丢失。

正常新生儿钾生理需要量为每天 1~2 mmol，低钾每天可给钾 3 mmol/kg，严重低钾者每天可给钾 4~6 mmol/kg。一般补钾的浓度小于 40 mmol/L（0.3%）。

高钾血症

高钾血症：血清钾＞5.5 mmol/L。

血清钾＞6.0 mmol/L 时常出现临床症状。高钾可不出现症状或出现心动过缓或过速等心血管系统的不稳定。心电图检查可见高耸的 T 波、P 波消失或 QRS 波群增宽、心室颤动及心脏停搏等。心电图的异常与否对决定是否需治疗有很大帮助。

【治疗】

一旦诊断为高血钾，所有的含钾补液及口服补钾必须终止，其他隐性的钾来源也应注意。

1. 稳定心脏传导系统　10% 葡萄糖酸钙 1~2 ml/kg，在 0.5~1 h 内缓慢静脉应用，可对抗高钾的心脏毒性作用，同时监测心电图。伴有低钠血症者，用生理盐水静脉注射。难治性的心律失常，应用利多卡因等抗心律失常药物。

2. 稀释或使钾向细胞内转移　脱水者，补液常能纠正高血钾。血液碱化能促进细胞的 K^+-H^+ 交换，血液 pH 增加 0.1，可使血钾降低 0.6 mmol/L。高钾血症时可静脉应用碳酸氢钠 1～2 mmol/kg。

呼吸机支持时使用高通气可提高 pH，紧急情况下使用。胰岛素直接刺激细胞膜 Na^+-K^+-ATP 酶，促进细胞对钾的摄取。开始用 0.05 U/kg 胰岛素加 10% 葡萄糖液 2 ml/kg 推注，后 10% 葡萄糖液每小时 2～4 ml/kg 加胰岛素每小时 0.1 U/kg 维持。

3. 增加钾的排泄　利尿药的应用能增加钾的排出。呋塞米每次 1 mg/kg 静脉注射。上述治疗无效时用腹膜透析或以新鲜（采血 24 h 内）全血双倍换血治疗，连续肾替代（CRRT）等。

第四章
新生儿危重症

一、休克

新生儿休克（shock）是指机体受急重症损害导致全身器官的微循环灌注不足，氧和营养物质的供应不能满足组织细胞需要，发生代谢产物积聚，细胞结构和功能损害，最终导致脏器功能不全。

【病因】

休克的病因可为：①低血容量性休克；②心源性休克；③体液再分布性休克；④梗阻性休克。

休克分类：①代偿性和失代偿性；②低动力性和高动力性。

新生儿休克的临床表现：①皮肤颜色苍白、花纹；②肢端发凉、冷汗；③毛细血管再充盈时间延迟，CRT > 3 s；④股动脉搏动减弱，甚至摸不到，脉压变小；⑤心率增快 > 160 次 / 分；⑥尿量减少，特别是连续 8 h 尿量 < 1 ml/（kg·h）；⑦呕吐、肠梗阻；⑧意识水平下降，嗜睡或昏迷，先有激惹后有抑制；⑨血压下降，收缩压足月儿 < 60 mmHg，脉压变小。

【诊断】

首先确定是否存在休克，并判断休克的严重程度，做出病因诊断，确定休克类型。

新生儿休克评分见表 4-1。

表 4-1 新生儿休克评分方法

评分	皮肤颜色	皮肤循环	四肢温度	股动脉搏动	血压/kPa
0	正常	正常	正常	正常	>8
1	苍白	较慢	发凉	减弱	6~8
2	花纹	甚慢	发冷	触不到	<6

注:皮肤循环,指压前臂内侧皮肤毛细血管再充盈时间,正常<3 s,较慢为3~4 s,甚慢为>4 s;四肢温度,发凉为凉至肘膝关节以下,发冷为凉至肘膝关节以上;新生儿休克评分,轻度为5分,中度为6~8分,重度为9~10分。

引自:吴玉斌,韩玉昆.新生儿休克诊断标准探讨.中国实用儿科杂志,1997,12:86-87.

【治疗】

1. 病因治疗　低血容量休克应积极纠正血容量;对感染性休克要积极抗感染;心源性休克要治疗原发病,增强心肌收缩力,减少心脏前后负荷;梗阻性休克要做心包穿刺、胸腔穿刺、维持动脉导管开放等治疗。

2. 扩容　给予等渗晶体液20 ml/kg 5~20 min输注(严重低血压性、低血容量休克为5~10 min);按需重复20 ml/kg推注,以恢复血压和组织/器官灌注。每次推注中/后重新评估。创伤和出血,对等渗晶体液无反应,则给予PRBC。怀疑是心源性休克或严重的心肌功能障碍,改为在10~20 min内给予5~10 ml/kg等渗晶体液。扩容40~60 ml/kg后如果休克仍存在,应加用血管活性药物。

3. 血制品应用　存在凝血功能异常可以输注新鲜冰冻血浆、凝血酶原复合物、冷沉淀等。

4. 纠正酸中毒 休克时的酸中毒主要包括乳酸酸中毒、酮症酸中毒、肾性酸中毒。应纠正缺氧，保持气道通畅，改善微循环，保证热量供应。如仍有酸中毒，给予 2 mmol/kg 5% 的碳酸氢钠是安全的。

5. 血管活性药物 目的是改善血流动力学状态，逆转器官功能损害（表 4-2，表 4-3）。

表 4-2 血管活性药物作用受体及作用

	$\alpha_1/\alpha_2^{\triangle}$	β_2	α_1	β_1/β_2	DA_1/DA_2	V_{1a}
	血管	血管	心脏	心脏	血管/心脏	血管
去甲肾上腺素	++++	0/+	++	++++	0	0
肾上腺素	++++	++++	+	++++	0	0
异丙肾上腺素	0	+++	0	++++	0	0
升压素	0	0	0	0	0	++++
多巴胺	++++	++	++	+++	++++	0
多巴酚丁胺	0/+	++	++	++++	0	0
PDE-Ⅲ抑制剂	0	0	0	0	0	0
PDE-V抑制剂	0	0	0	0	0	0
临床效应						
血管收缩	+++	0	0	0	0	++++

	$\alpha_1/\alpha_2^{\triangle}$	β_2	α_1	β_1/β_2	DA_1/DA_2	V_{1a}
	血管	血管	心脏	心脏	血管/心脏	血管
血管舒张	0	++++	0	0	++++[s]	0
正性肌力	0	0	++	++++	+/++	0
正性心率作用	0	0	0	++++	0	0
传导速度	0	0	0	++++	0	0

注：α_1，α_2、β_1、β_2 为 α 和 β 受体的亚型；DA，多巴胺；V_{1a}，分布于血管的加压素受体；PDE-Ⅲ抑制剂，米力农和安力农；PDE-V抑制剂，西地那非。0无作用；+ 有作用，+ 号越多效应越强。

$\triangle$：α_2 受体可导致动脉扩张，静脉收缩；S：肾、肠系膜，冠状动脉循环＞肺循环＞颈部的颅外血管。

表 4-3　休克管理中采用的血管活性药物治疗

类别	用药	作用
正性肌力药物	• 多巴胺 • 肾上腺素 • 多巴酚丁胺	• 增强心肌收缩力 • 增加心率 • 对 SVR 产生不同影响 注意：包括同时具有 α 肾上腺素能和 β 肾上腺素能作用的药物
磷酸二酯酶抑制剂（正性肌力-扩血管药物）	• 米力农	• 降低 SVR • 改善冠状动脉血流 • 改善心肌收缩力

类别	用药	作用
血管扩张药	• 硝酸甘油 • 硝普盐	• 降低 SVR 和静脉张力
血管升压药 （血管收缩剂）	• 肾上腺素 （每分钟剂量> 0.3 μg/kg） • 去甲肾上腺素 • 多巴胺 （每分钟剂量> 10 μg/kg） • 血管升压素	• SVR 升高 • 增强心肌收缩力（除 了血管升压素）

6. 呼吸支持治疗　新生儿休克常伴肺损伤，把握应用呼吸机指征，存在 PPHN 给予一氧化氮吸入，无 iNO 予降低肺动脉压或升高体循环压力的药物。

7. 糖皮质激素的应用　只限于有肾上腺皮质功能不全的患儿。常用药物为氢化可的松，首次 1 mg/kg，维持量每次 0.5 mg/kg，间隔 8~12 h。

休克管理流程见表 4-4。

表 4-4 休克管理流程

休克管理—般流程

- 吸氧
- 脉搏血氧饱和度测定
- ECG 监护仪
- 建立静脉/骨髓输液通路
- 必要时 BLS
- 床旁血糖检测

低血容量休克特定治疗

非出血性	出血性
• 20 ml/kg 生理盐水/乳酸林格氏液（NS/LR）推注，按需重复 • 考虑胶体液	• 控制外部出血 • 20 ml/kg NS/LR 推注，按需重复 2 或 3 次 • 根据适应证输注浓缩红细胞（PRBC）

分布性休克特定治疗

脓毒症	过敏性	神经源性
脓毒症： 处理流程： • 脓毒症休克：	• 肌内注射肾上腺素（或采用自动注射器） • 液体推注（20 ml/kg NS/LR） • 沙丁胺醇 • 抗组胺药、皮质类固醇 • 肾上腺素输注	• 20 ml/kg NS/LR 推注，必要时重复（PRN） • 血管升压药

休克管理一般流程	
心源性休克特定治疗	
缓慢型心律失常/快速型心律失常	其他（如冠心病、心肌炎、心肌病、中毒）
处理流程： • 心动过缓 • 灌注不足的心动过速	• 5~10 ml/kg NS/LR 推注，重复 PRN • 血管活性药物输注 • 考虑咨询专科医生

梗阻性休克特定治疗			
导管依赖型（左心室流出道梗阻）	张力性气胸	心包填塞	肺栓塞
• 前列腺素 E_1 • 寻求专科医生指导	• 针刺减压 • 胸腔闭式引流	• 心包穿刺术 • 20 ml/kg NS/LR 推注	• 20 ml/kg NS/LR 推注重复 PRN • 考虑溶栓剂，抗凝剂 • 寻求专科医生指导

二、心力衰竭

新生儿心力衰竭（neonatal cardiac failure）是指由各种病因致心脏前、后负荷增加或心肌本身病变引起心脏泵血不能满足血液循环和组织代谢需要，继发神经、激素过度激活以及心脏、血管、心肌细胞、基因、分子等异常导致的血流动力学改变所引起的综合征。

【诊断】

新生儿心力衰竭诊断标准见表 4-5。

表 4-5　新生儿心力衰竭诊断标准

A：提示心力衰竭

以下中的任何 3 条

- 心脏增大（心胸比例＞0.6）
- 心动过速（＞150 次 / 分）
- 呼吸急促（＞60 次 / 分）
- 湿肺

B：诊断心力衰竭

A 中标准加以下任何 1 条：

- 肝大（＞3 cm）
- 奔马律（非常强的建议）
- 症状明显的肺水肿

C：重度心力衰竭

循环衰竭

引自：Freedom RM，Benson LN，Smallhorn JF. Neonatal Heart Disease. London：Springer Verlag London Limited，1992：165.

0~3 个月婴儿改良 ROSS 心力衰竭分级计分见表 4-6。

表 4-6   0~3 个月婴儿改良 ROSS 心力衰竭分级计分表

	计分		
	0	1	2
奶量 / 盎司	>3.5	2.5 ~ 3.5	<2.5
喂奶时间 / min	<20	20 ~ 40	>40
呼吸	正常	气急	吸气凹陷
呼吸次数 /（次 / 分）	<50	50 ~ 60	<60
心率 /（次 / 分）	<160	160 ~ 170	>170
灌注	正常	减少	休克样
肝大（肋缘下 / cm）	<2	2 ~ 3	>3
NT-proBNP /（pg/ml）	<450（>4 天）	450 ~ 1700	>1700
EF/%	>50	30 ~ 50	<30
房室瓣关闭不全	无	轻度	中重度

注：心力衰竭分级 I（0 ~ 5），II（6 ~ 10），III（11 ~ 15），IV（16 ~ 20）。

【治疗】

1. 治疗原发病   原发病及诱因治疗：如心血管畸形的纠治，控制心律失常，控制感染等。

2. 心力衰竭的一般治疗

（1）护理：监护生命体征，保持合适温度，适当体位（床头抬高 15° ~ 30°，头高倾斜位），控制液量与速度，必要时给予镇静。

（2）供氧：心力衰竭均需供氧，但动脉导管未闭依赖的先天性心脏病应慎重，必要时人工辅助呼吸。

（3）纠正代谢紊乱：低血糖、低血钙、低血镁及低钾或高钾血症。

（4）补液：液量为正常需要量减少 1/4～1/3，有水肿时减为 40～80 ml/（kg·d），钠 1～4 mmol/（kg·d），钾 1～3 mmol/（kg·d）。

（5）监测靶器官灌注情况及对治疗的反应。

3. 心力衰竭的药物治疗

（1）正性肌力药物

1）快速起效的强心药：快速作用儿茶酚胺类药物的作用特征见表 4-7。

快速作用儿茶酚胺类药物的推荐剂量见表 4-8。

表 4-7　快速作用儿茶酚胺类药物的作用特征

药物	α₁	β₁	β₂	DAR	半衰期	CO	HR	SBP	PCWP	心肌氧耗
多巴酚丁胺	+	++++	+++	N/A	2 ~ 3 min	↑	↑	↔	↓	↑
肾上腺素	+++++	++++	+++	N/A	2 ~ 7 min	↑	↑	↑	↕	↑
多巴胺	+++	++++	++	+++++	2 ~ 20 min	↑	↑	↑	↕	↑
米力农	N/A	N/A	N/A	N/A	1 ~ 4 h	↑	↑	↑	↔	↕
左西孟坦	N/A	N/A	N/A	N/A	1 ~ 1.5 h	↑	↑	↓	↓	↓

DAR：多巴胺受体；CO：心排出量；HR：心率；SBP：收缩压；PCWP：肺毛细血管楔压。

表 4-8 快速作用儿茶酚胺类药物的推荐剂量

药物	给药途径及剂量	副作用
肾上腺素	IV; 0.1~1 μg/（kg·min）	高血压，心律失常
去甲肾上腺素	IV; 0.1~2 μg/（kg·min）	高血压，对心率影响较小
异丙肾上腺素	IV; 0.1~0.5 μg/（kg·min）	外周血管及肺血管的扩张
多巴酚丁胺	IV; 5~8 μg/（kg·min）	较轻的心动过速和血管扩张作用，心律失常
多巴胺	IV; 5~10 μg/（kg·min）	心动过速，心律失常，高血压。多巴胺剂量依赖的心血管效应：扩张肾血管，（2~5）μg/（kg·min）；强心，（5~10）μg/（kg·min）；血管收缩，（15~20）μg/（kg·min）

①肾上腺素能受体兴奋剂

a. 多巴胺（dopamine）：低心排血量伴低血压，与多巴酚丁胺联用时可减少两者的剂量。新生儿剂量范围为 $1 \sim 20\,\mu g/$（kg·min）。

b. 多巴酚丁胺（dobutamine）：低心排血量但血压稳定首选，新生儿剂量范围为 $2 \sim 20\,\mu g/$（kg·min）。感染性休克伴低心排血量时，由于低血压风险高，应与去甲肾上腺素联用。

c. 异丙肾上腺素（isoprenaline）：心动过缓导致的低血压，新生儿剂量范围为 $0.05 \sim 2\,\mu g/$（kg·min）。

d. 去甲肾上腺素（norepinephrine）：各种原因休克伴低血压的首选血管收缩剂，新生儿起始剂量为 $0.05 \sim 0.1\,\mu g/$（kg·min），可上调至 $2\,\mu g/$（kg·min）。

e. 肾上腺素（adrenalin）：其他血管活性药物治疗无效的顽固性低血压，新生儿初始剂量为 $0.05 \sim 0.2\,\mu g/$（kg·min），可至 $0.5 \sim 1\,\mu g/$（kg·min）。

②磷酸二酯酶抑制剂：失代偿性心力衰竭的首选药物，常用米力农（milrinone）。用法——小剂量开始 $0.25\,\mu g/$（kg·min）静脉滴注，最大可至 $1\,\mu g/$（kg·min）。

③左西孟坦：用于对传统强心、利尿治疗无效的急性失代偿性心力衰竭，该药儿科经验有限，尤其是新生儿应用。

2）洋地黄类：地高辛能提高心肌收缩力，增加心排出量，还具有拟副交感神经作用和利尿作用。如需快速饱和，可用制剂为毛花苷 C（西地兰），肌注，剂量为口服剂量的 75%。目前认为小剂量地高辛即可缓解心力衰竭，药物治疗浓度建议在 0.5 ~ 1 ng/ml。新生儿洋地黄中毒症状不典型，主要表现为嗜睡、拒奶、心律异常，用药过程中如出现心率 < 100 次 / 分，或出现期前收缩为常见中毒表现。充血性心力衰竭地高辛的口服剂量见表 4-9。

表 4-9　充血性心力衰竭地高辛的口服剂量

患者	饱和量 / （µg/kg， 24 h）	维持量 / （µg/kg， 24 h）
早产儿	20	5
新生儿	30	8

静脉用药剂量 =75% 口服剂量；维持量是总剂量的 25%，分两次用。

引自：Myun K，Park. Park's Pediatric Cardiology for Practitioners. 6th ed. Copyright by Saunders，an imprint of Elsevier Inc，2014：124-126.

（2）利尿药：控制肺循环和体循环充血的主要治疗药物。但利尿药仅减轻前负荷，改善充血症状，不提高心排出量或心肌收缩力。

1）快速起效的利尿药：如呋塞米，剂量为每次 1 mg/kg，静脉或口服，一天 2 ~ 3 次。注意补钾。

2）醛固酮拮抗剂：常用螺内酯，3 mg/（kg·d），分 2 ~ 3 次口服。

（3）血管扩张剂：降低后负荷，增加每搏输出量而不改变心肌收缩力。联合应用强心药、血管扩张剂及利尿药可改善心肌收缩情况和充血症状。血压稳定后才能试用。

1）静脉扩张药：硝酸甘油，改善肺静脉淤血效果较好。大剂量也能降低体循环血管阻力和左心室后负荷，可能增加心搏量和心排出量。具有潜在扩张冠状动脉的作用。新生儿起始量为 0.25 ~ 0.5 μg/（kg·min），必要时每 3 ~ 5 min 增加 0.5 ~ 1 μg/（kg·min），常用治疗量为 1 ~ 3 μg/（kg·min），最大 5 μg/（kg·min）。肺动脉高压患儿应用西地那非后禁用硝酸甘油。

2）动静脉扩张药

①血管紧张素转化酶抑制剂（ACEI），为儿科心力衰竭的重要治疗手段，注意监测血压和肾功能。常用药物有 a. 卡托普利（captopril）：早产儿起始量每次 0.01 mg/kg，每 8 ~ 12 h1 次；足月儿 ≤7 天起始剂量每次 0.01mg/kg，每 8 ~ 12 h1 次；> 7 天起始剂量每次 0.05 ~ 0.1 mg/kg，每 8 ~ 24 h1 次，最大剂量每次 0.5 mg/kg，每 6 ~ 24 h1 次。b. 依那普利（enalapril）：起始量 0.04 ~ 0.1 mg/（kg·d），每天 1 次，最大 0.5 mg/（kg·d）。

②硝普钠（nitroprusside sodium）：均衡扩张动、静脉。同等减少左心室充盈压和外周血管阻力。新生儿起始量为 0.5 μg/（kg·min），最大 10 μg/（kg·min）。硝普钠代谢产物堆积会产生氰化物等毒性物质，建议使用时间短于 24 ~ 48 h。

4. 心力衰竭的非药物治疗

（1）体外膜肺：药物无法控制的严重心力衰竭或循环休克，还可用于因肺部疾病严重缺氧者。

（2）心脏移植：无法手术纠治的复杂先天性心脏病、心肌病等导致的难治性心力衰竭的终末期，可进行心脏移植。合并肺动脉高压或严重肺部疾病需同时进行心肺移植。

三、新生儿急性肾衰竭

新生儿急性肾衰竭（acute renal failure，ARF）又称急性肾损伤（acute kidney injury，AKI），是由各种原因导致的新生儿肾生理功能急剧下降甚至丧失（表 4-10），表现为少尿或无尿、体液代谢紊乱、酸碱失衡及血中经肾排泄的代谢产物浓度升高的临床危重综合征。

表 4-10　新生儿急性肾衰竭病因

肾前性

- 低血容量

脱水、出血、胃肠道丢失、败血症、伴盐丢失的肾或肾上腺疾患

- 有效循环量不足

呼吸衰竭、NEC、RDS、DIC、缺氧、低温、充血性心力衰竭、心脏手术、正压通气压力过高

- 药物

大剂量血管扩张（或收缩）剂如肾上腺素、吲哚美辛

肾性

- 急性肾小管坏死

严重或长时间肾缺血

- 感染

肾盂肾炎、先天性梅毒、弓形虫病

- 肾血管病变

肾动脉栓塞、狭窄，肾静脉栓塞，DIC

- 肾毒性物质

氨基糖苷类抗生素、两性霉素、多黏菌素、吲哚美辛、妥拉唑林、肌球蛋白尿、血红蛋白尿、过氧化物尿症、放射造影剂

- 发育异常

双肾不发育、肾囊性变等

- 先天性肾病综合征、尿酸盐肾病

肾后性

- 尿路梗阻

后尿道瓣膜、尿道狭窄、包皮闭锁、尿道憩室、输尿管囊肿等

肾外肿瘤压迫、真菌球、神经性膀胱、脊柱裂、医源性损伤

【诊断】

（1）新生儿急性肾损伤诊断标准见表 4-11。

表 4-11　新生儿急性肾损伤诊断标准

分期	血清肌酐（SCr）	尿量
1	SCr≥0.3 mg/dl 或为基础值的 150%～199%	0.5～1 ml/（kg·h）
2	SCr 为基础值的 200%～299%	0.1～0.5 ml/（kg·h）
3	SCr 为基础值的 300% 或需要透析	≤0.1 ml/（kg·h）

注：血清肌酐基础值为病儿血清肌酐最低值。

（2）新生儿肾前性与肾性 ARF 的实验室鉴别要点见表 4-12。

表 4-12 新生儿肾前性与肾性 ARF 的实验室鉴别要点

项目	肾前性	肾性
尿常规 **	正常	异常
尿钠 /（mmol/L）	<20	>25
FENa*（%）	<2.5	>3.0
尿渗透压 /［mOsm/（kg·H_2O）］	>350	<300
尿 / 血浆渗透压	≥1.2	1.0 左右
尿 BUN/ 血 Cr（mg/mg）	≥10	同步升高
尿 Cr/ 血 Cr（mg/mg）	>20	<10
尿 BUN/ 血 BUN（mg/mg）	>20	<10

**：如发生急性肾小管坏死或肾中毒，尿中常可检到细胞碎片、棕色素管型、上皮细胞，红、白细胞，少量蛋白。

*：尿排钠分数 %= 尿 Na^+（mmol/L）× 血 Cr（g/L）/ 血 Na^+（mmol/L）× 尿 Cr（g/L）×100。

【治疗】

ARF 治疗重点是原发病治疗，避免进一步损伤，改善肾功能。肾前性 ARF 的治疗原则是增加血容量，肾后性 ARF 的治疗原则为解除梗阻，肾性 ARF 则为用利尿药、限制液体、纠正电解质紊乱。肾前及肾后性 ARF 如不及时处理，可致肾实质损害。

1. 早期治疗　重点为去除病因和对症治疗。肾前性 ARF：0.9% 氯化钠溶液 10～20 ml/kg（10% 葡萄糖生理盐水 10～20 ml/kg），30 min 内静脉输入，仍无尿，静注呋塞米 1 mg/kg，加小剂量多巴胺 3～5 μg/（kg·min）。

2. 少尿期或无尿期治疗

（1）限制入液量：每日计算出入量。液体入量＝不显性失水＋前日尿量＋胃肠道失水量＋引流量－内生水。足月儿不显性失水为 30 ml/（kg·d），早产儿或 VLBW 儿高达 50～70 ml/（kg·d），每 12 h 测定体重，以体重不增或减少 0.5%～1% 为宜。

（2）纠正电解质紊乱

1）高钾血症：停止钾摄入。无心电图改变，轻度血钾升高（6～7 mmol/L）予阳离子交换树脂（钠型 kayexalate）1 g/kg，4～6 h 1 次，口服或灌肠，降低血清钾 1 mmol/L。有心电图改变或血钾＞7 mmol/L，葡萄糖酸钙静注，5% 碳酸氢钠 1～2 ml/kg 碱化血液，常规胰岛素 0.05 U/kg+10% 葡萄糖 2 ml/kg，30 min 内静脉滴注，后 10% 葡萄糖 2～4 ml/（kg·h）输液及胰岛素 10 U+10% 葡萄糖 100 ml，1 ml/（kg·h）。

2）低钠血症：多为稀释性低钠血症，轻度者（血钠 120～125 mmol/L）限制入液量；血钠＜120 mmol/L 且有症状补充 3%NaCl，1.2 ml/kg 提高血钠 1 mmol/L。

3）低钙血症：血清钙＜1.8 mmol/L，静脉输入 10% 葡萄糖酸钙 1～2 ml/（kg·d）。

（3）纠正代谢性酸中毒：pH＜7.2 或血清碳酸氢盐＜15 mmol/L 时，静注 5% 碳酸氢钠 1 ml/kg，可提高血清碳酸氢盐 1 mmol/L，先按提高 2～3 mmol/L 给予，或按实际碱缺失（mmol/L）×0.3×体重（kg）计算，于 3～12 h 内分次输入。

（4）营养：充足的营养减少组织蛋白质分解和酮体生成，提供合适的热量和必需氨基酸。ARF 时热量至少 40 kcal/（kg·d），以糖和脂肪为主，适量蛋白质，脂肪乳剂 2 g/（kg·d），氨基酸 1～1.5 g/（kg·d）。

（5）腹膜透析：纠正原发病后，治疗无效，伴有以下列情况予透析，①液体过多，出现心力衰竭、肺水肿；②持续酸碱紊乱、代谢性酸中毒（pH<7.15）；③严重高钾血症；④持续加重的氮质血症，已有中枢抑制表现，或血尿素氮（BUN）>35.7 mmol/L（100 mg/dl）；⑤无尿需要增加液体量达到适当营养者。禁忌证为腹腔炎症、出血素质或低灌注。

（6）持续性血液滤过：严重 ARF 特别是心肺功能不稳定、液体负荷过多和严重的电解质或酸碱平衡紊乱、严重凝血异常或由于外科手术或外伤不能腹膜透析者。

四、弥散性血管内凝血

弥散性血管内凝血（disseminated intravascular coagulation，DIC）是一种由各种原因引起的，以全身性血管内凝血系统和纤溶系统激活、凝血因子消耗及多器官衰竭为特征的获得性病理综合征。其特点是大量微血栓形成、继发广泛出血及组织和器官损伤。

根据 DIC 高凝和纤溶亢进不同矢量的进展程度，将 DIC 分为出血型（纤溶主导型）、器官衰竭型、大量出血型（消耗型）及无症状（前 DIC）型（图 4-1）。

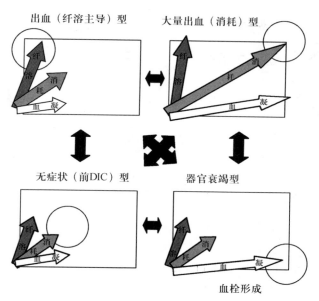

图4-1 DIC的四种临床分型

引自：Hideo Wada, Takeshi Matsumoto, Yoshiki Yamashita. Disseminated intravascular coagulation：Testing and diagnosis. Clin Chim Acta,2014,436:130-134.

【诊断】

1. DIC 不同分型实验室的检查结果见表 4-13。

表 4-13 DIC 不同分型实验室检查结果

实验室指标	水平	其他可导致异常情况	DIC 分型
PT	延长	肝功能不全、维生素 K 缺乏症	OF, BL, MB
FDP, D-二聚体	升高	血管栓塞、手术	BL, NS, OF
纤维蛋白原	减少	肝功能不全	BL, MB
血小板	减少	骨髓异常	OF, MB, BL, NS
抗凝血酶 / 蛋白 C	减少	肝功能不全 / 毛细血管渗透综合征	OF
可溶性纤维蛋白 / 凝血酶 - 抗凝血酶复合物	升高	血管栓塞、手术	OF, NS, BL, NS
血浆血栓调节蛋白	升高	肾功能不全 / 器官衰竭	OF
血管性血友病因子前肽 / 纤溶酶原激活物抑制剂 -1	升高	器官衰竭	OF

续表

实验室指标	水平	其他可导致异常情况	DIC分型
ADAMTS13	减少	肝功能不全，血栓性微血管病	OF
活化部分凝血酶活酶时间	双向波形	感染	OF
纤溶酶-纤溶酶抑制物复合物	升高	血管栓塞、手术	BL，MB

引自：Hideo Wada，Takeshi Masumoto，Yoshiki Yamashita. Diagnosis and treatment of disseminated intravascular coagulation（DIC）according to four DIC guidelines. J Intensive Care，2014，2：15.

注：PT，血浆凝血酶原时间；FDP，纤维蛋白原和纤维蛋白降解产物；ADAMTS13，去整合素样凝血酶敏感蛋白核心金属蛋白酶13；OF（organ failure type of DIC），器官衰竭型；BL（bleeding type of DIC），出血型；MB（massive bleeding type of DIC），大量出血型；NS（nonsymptomatic type of DIC），无症状型。

2. DIC 的分步骤分级诊断标准见表 4-14。

表 4-14　DIC 的分步骤分级诊断标准

1. 诱发因素：患者是否有与 DIC 有关的基础疾病？如有，继续以下步骤；如无，不再继续

2. 做一般的凝血试验（血小板计数，凝血酶原时间，纤维蛋白原，可溶性纤维蛋白单体或纤维蛋白降解产物）

3. 对一般的凝血试验结果进行积分：

- 血小板计数 $[>100 \times 10^9/L$ 为 0 分，$(50 \sim 100) \times 10^9/L$ 为 1 分，$<50 \times 10^9/L$ 为 2 分$]$

- 纤维蛋白相关标志物增高（如可溶性纤维蛋白单体或纤维蛋白降解产物）（不升高为 0 分；中度升高为 2 分；明显升高为 3 分）

- 凝血酶原时间延长（<3 秒为 0 分；>3 秒但 <6 秒为 1 分；>6 秒为 2 分）

- 纤维蛋白原质量浓度（$>1\,g/L$ 为 0 分；$\leqslant 1\,g/L$ 为 1 分）

4. 统计积分

5. 如积分 >5 为显性 DIC，每日重复做检测；如 $\leqslant 5$ 分提示为非显性 DIC，每 1～2 天重复检测

引自：Taylor FBJ，Toh CH，Hoots WK，et al. Towards definition，clinical and laboratory criteria，and a scoring system for disseminated intravascular coagulation. Thromb Hacmost，2001，86：1327-1330.

3. DIC 鉴别诊断要点见表 4-15。

表 4-15　DIC 鉴别诊断要点

	诊断要点
DIC	APTT 和 PT 延长，血小板减少，纤维蛋白裂解产物增加，生理抗凝因子如抗凝酶，蛋白 C 减少
大量失血	主要表现为出血，血红蛋白减少，APTT 和 PT 延长
血栓性微血管病	血涂片中可见红细胞裂片，Coombs 试验阴性溶血，发热，神经系统表现，肾功能不全，凝血时间通常正常
肝素诱导血小板减少症	使用过肝素，动静脉血栓，肝素诱导血小板减少试验阳性（ELISA 测定肝素 - 血小板因子 IV 抗体），停用肝素后血小板反弹，凝血时间正常，PT 正常，APTT 延长
维生素 K 缺乏症	PT 延长，APTT 正常或者轻微延长
肝功能不全	PT 和 APTT 延长，血小板中度减少，肝功能亢进，脾功能异常，黄疸

引自：Levi M. Diagnosis and treatment of disseminated intravascular coagulation. Int J Lab Hematol, 2014, 36（3）: 228-236.

【治疗】

1. **病因治疗** 治疗原发病是 DIC 防治中的首要问题，在出血型、器官衰竭型以及无症状型 DIC 中显得尤为重要。去除激发 DIC 的因素如缺氧、酸中毒、低体温、感染和休克等是治疗 DIC 最关键的环节。新生儿败血症最为多见。

2. **输血** 大量出血型和出血型 DIC 考虑使用血小板浓缩物和新鲜冰冻血浆等。有出血表现且血小板低于 50×10^9/L，输注血小板。没有出血表现的，血小板输注指征为 20×10^9/L，1 单位血小板可将 3 kg 的新生儿血小板提升（$50 \sim 100$）$\times 10^9$/L，隔 3～5 天可重复使用。同时，输新鲜冰冻血浆 15 ml/kg，总量可达 30 ml/kg 以补充凝血因子。低纤维蛋白原血症（< 1g/L），须输注纤维蛋白原浓缩物或冷沉淀，冷沉淀 10 ml/kg，目标使纤维蛋白原水平高于 1 g/L，PT 和 APTT 在正常值的 1.5 倍以内。血红蛋白低于 8 g/dl 须输注浓缩红细胞。如持续出血，予新鲜全血或用浓缩红细胞、血小板和新鲜冰冻血浆重组后的全血进行换血；如有必要，持续予血小板、浓缩红细胞以及新鲜冰冻血浆及冷沉淀。

3. **肝素** 出血型及大量出血型 DIC 不建议使用，推荐无症状型 DIC 或有血管栓塞的患者使用。静脉滴速为 10～15 U/（kg·h），肝素开始使用后持续使用血小板和血浆，使功能肝素水平维持在 0.3～0.7 U/ml，若凝血时间超过 30 min 且出血加重，应立即停用肝素，出血明显，可用鱼精蛋白中和，1 mg 鱼精蛋白中和 1 mg 肝素。

4. **抗凝血酶** 使抗凝酶水平增加 70%～80%，单独或联合肝素，每次用量为 3000 U。

5. 活化蛋白 C（APC） 12.5 U/（kg·h）能避免肝素导致的出血倾向，治疗 DIC 有较满意的效果，但血小板低于 30×10^9/L 时要慎用并警惕颅内出血，适用于器官衰竭型 DIC。

6. 合成蛋白酶抑制剂 甲磺酸加贝酯具有抗凝和抗纤溶效果，国外有临床应用，适用于出血型、大量出血型以及无症状型 DIC 患者，用量为 20 ~ 39 mg/（kg·d）。

7. 抗纤溶治疗 只建议在出血型和大量出血型 DIC 病人中使用抗纤溶治疗，氨甲环酸 1 g，每 8 ~ 12 h 一次静脉滴注可能有效。

8. 重组凝血因子Ⅷ α（rFⅧ α） 适用于出血型和大量出血型 DIC，每次 90 µg/kg。

第五章
新生儿疾病的预防与疫苗接种

一、预防接种时间表

见表 5-1。

表 5-1 新生儿预防接种时间表

接种时间	接种疫苗	次数	可预防的传染病
出生 24 h	乙型肝炎疫苗	第一针	乙型病毒性肝炎
	卡介苗	初种	结核病
1 月龄	乙型肝炎疫苗	第二针	乙型病毒性肝炎
2 月龄	脊髓灰质炎疫苗	第一次	脊髓灰质炎（小儿麻痹）
3 月龄	脊髓灰质炎疫苗	第二次	脊髓灰质炎（小儿麻痹）
	百白破疫苗	第一次	百日咳、白喉、破伤风
4 月龄	脊髓灰质炎疫苗	第三次	脊髓灰质炎（小儿麻痹）
	百白破疫苗	第二次	百日咳、白喉、破伤风
6 月龄	百白破疫苗	第三次	百日咳、白喉、破伤风
	乙型肝炎疫苗	第三针	乙型病毒性肝炎

接种时间	接种疫苗	次数	可预防的传染病
6月龄	A群流脑疫苗	第一针	流行性脑脊髓膜炎
8月龄	麻腮风疫苗	第一针	麻疹、腮腺炎、风疹
9月龄	A群流脑疫苗	第二针	流行性脑脊髓膜炎
1岁	乙脑疫苗	初次免疫打两针	流行性乙型脑炎
1.5～2岁	百白破疫苗	加强	百日咳、白喉、破伤风
	麻腮风疫苗	加强	麻疹、腮腺炎、风疹
	甲型肝炎疫苗	打一针	甲型病毒性肝炎
	脊髓灰质炎疫苗	加强	脊髓灰质炎（小儿麻痹）
	乙脑疫苗	加强	流行性乙型脑炎
3岁	A群流脑疫苗，也可用A+C流脑加强	第三针	流行性脑脊髓膜炎
4岁	脊髓灰质炎疫苗	加强	脊髓灰质炎（小儿麻痹）
6岁以上	麻疹疫苗	加强	麻疹
	白破二联疫苗	加强	白喉、破伤风
	乙脑疫苗	初次免疫打两针	流行性乙型脑炎
	A群流脑疫苗	第四针	流行性脑脊髓膜炎

二、阻断 HIV 母婴传播的措施

1. 预防孕妇感染 HIV。
2. 及早发现感染 HIV 的孕妇。
3. 建立有效的卫生保健服务系统。
4. 开展避孕和生殖健康服务。
5. 已怀孕的 HIV 感染者在知情同意的情况下终止妊娠或绝育。
6. 干预性治疗（药物阻断）。
7. 行为干预（减少性伴、使用安全套、戒毒等）。
8. 产科干预（避免侵入性操作）。
9. 改变喂养方式。

三、预防孕妇感染 HIV 和提供自愿咨询检测服务

（一）预防孕妇感染 HIV

婚前体检应做 HIV 抗体检测，尤其是在 HIV 流行率较高的地区和重点人群中。如发现一方感染 HIV，应建议他们避免怀孕。婚后夫妻双方应采取安全性行为，不吸毒。准备怀孕前和围生期也应做 HIV 抗体检测。

（二）及早发现 HIV 感染者，提供 HIV 自愿咨询检测（VCT）服务

对于采取措施减少母婴传播的妇女来说，她们需要了解并接受她们的 HIV 感染状况。

广泛提供能被接受的自愿咨询和 HIV 检测服务，对于识别需要接受抗病毒治疗的妇女来说非常

重要。理想状态是每一个人都能够利用这些服务。知道自己已被感染的人们，很可能因此而受到触动而留意自己的健康，从而改变行为和生活方式，早期寻求医疗关怀。对于性行为、生育和婴儿喂养，她们能够做出知情选择；她们能够采取措施，保护可能还未被感染的伴侣。

四、卡介苗的接种

（一）适应证

1. 新生儿　健康新生儿。
2. 出生 3 个月以内的婴儿。
3. 结核菌素试验阴性的儿童。
4. 部分结核菌素阴性的成人　多为边远地区及特殊地方的人群。

（二）禁忌人群

1. 早产、难产、伴有明显的先天性畸形的新生儿。
2. 发热、腹泻等急性传染病的患儿。
3. 心、肺、肾等慢性疾病、严重皮肤病、过敏性皮肤病、神经系统疾病的患者以及对预防接种有过敏反应者。

（三）接种部位及方法

1. 部位　上臂三角肌外侧，皮内注射 0.1 ml。
2. 方法
（1）口服法：限用于出生后 2 个月以内的婴儿，出生后次日开始服用，隔日 1 次，共服 3 次；

或每日 1 次，连服 3 次，每次用量 1 ml。

（2）皮上划痕法：主要用于 1 岁以下健康儿童（1 岁以上也可以用），用 75% 酒精消毒三角肌处皮肤，待干后滴 1 ~ 2 滴菌苗，用针通过菌苗划痕，长 1 ~ 1.5 cm 的 "井" 字，以划破表皮略有出血为度，划后用针涂抹数次，使菌苗充分渗入划痕处，等 5 ~ 10 min 局部隆起时再穿衣服。

（3）皮内注射法：为目前主要采取的方法。每次注射 0.1 ml。

五、苯丙酮尿症的预防措施

1. 避免近亲结婚，杂合子之间不宜婚配。

2. 产前诊断　有 PKU 家族史的孕妇产前测羊水蝶呤含量；利用 PAH 基因的限制性片段长度多态性与 PKU 连锁分析。

3. 开展新生儿筛查，尽早发现，尽早治疗。

六、乙型肝炎的阻断

1. 孕前　准孕夫妇 HBsAg（−）、HBsAb（−）者，建议接种乙肝疫苗，接种完毕后 3 个月计划妊娠；HBsAg（−）、HBsAb（+）者，无需接种乙肝疫苗。

2. 孕期　孕妇可以进行乙肝疫苗接种，但很少孕妇接受接种；孕妇可以注射乙肝免疫球蛋白，目前不推荐孕期注射。

3. 产后

（1）足月新生儿及早产儿且出生体重 ≥ 2000 g 新生儿

①母亲 HBsAg(−): 出生 24 h 内注射乙肝疫苗

10 μg,行 0、1、6 三针方案，无需注射 HBIG，无需随访。

②母亲 HBsAg(+): 出生 12 h(宜尽早）内注射 HBIG 100 U,24 h 内注射乙肝疫苗 10 μg，实行 0、1、6 三针方案。

（2）早产儿且出生体重 < 2000 g 新生儿

①母亲 HBsAg(-): 待体重 ≥ 2000 g 时，注射乙肝疫苗 10 μg、1 个月后、6 个月后各注射乙肝疫苗 10 μg，可不随访。

②母亲 HBsAg(+): 出生 12 h 内注射 HBIG 100 U，同时接种乙肝疫苗 10 μg，满 1 月龄、2 月龄、7 月龄时再各接种乙肝疫苗 10 μg。

母亲为 HBsAg 阳性的儿童接种最后一剂乙肝疫苗后 1~2 个月进行 HBsAg 和乙肝病毒表面抗体（抗 -HBs) 检测，若发现 HBsAg 阴性、抗 -HBs 阴性或小于 10 mIU/ml, 可再按程序接种 3 剂次乙肝疫苗。

4. 剖宫产不能降低母婴传播率。

5. 乙肝妈妈可以进行母乳喂养，但是乙肝病毒 e 抗原阳性者最好不要母乳喂养。

6. 其他家庭成员乙肝病毒表面抗原阳性的，预防最好的办法就是注射乙肝疫苗，抗体产生之前，最好不要共用牙膏牙刷、餐具、接吻等。

第六章
常用新生儿数据

一、新生儿血液学检查

见表 6-1。

表 6-1 新生儿血液学检查

测定项目	早产儿		足月儿（脐血）	第 1 天	3 天	7 天	14 天
	28 周	34 周					
血红蛋白 / [g/L（g/dl）]	145（14.5）	150（15.0）	168（16.8）	184（18.4）	178（17.8）	170（17.0）	168（16.8）
			（13.7～21.8）	（14～22）	（13.8～21.8）	（14～20）	（13.8～19.8）
血细胞比容 / %	45	47	53	58	55	54	52

137

测定项目	早产儿		足月儿（脐血）	第1天	3天	7天	14天
	28周	34周					
红细胞 /（10^{12}/L）	4.0	4.4	5.25	5.8	5.6	5.2	5.1
MCV / μm³	120	118	107（96~118）	108	99	98	96
MCH / pg	40	38	34（33~41）	35	33	32.5	31.5
MCHC / %	31	32	32（30~35）	33	33	33	33
网织红细胞 / %	5~10	3~10	3~7	3~7	1~3	0~1	0~1

括号内为旧制（以下同）。换算系数，血红蛋白：10 g/L=1 g/dl。

二、新生儿白细胞值及中性粒细胞计数与分类

见表 6-2、表 6-3。

表 6-2 新生儿白细胞值 / (10^9/L) 及中性粒细胞计数 / (10^9/L) 与分类

时龄 / h	白细胞总数	中性粒细胞	杆状核细胞	淋巴细胞	单核细胞	嗜酸性粒细胞
0	10.0~26.0	5.0~13.0	0.4~1.8	3.5~8.5	0.7~1.5	0.2~2.0
12	13.5~31.0	9.0~18.0	0.4~2.0	3.0~7.0	1.0~2.0	0.2~2.0
72	5.0~14.5	2.0~7.0	0.2~0.4	2.0~5.0	0.5~1.0	0.2~1.0
144	6.0~14.5	2.0~6.0	0.2~0.5	3.0~6.0	0.7~1.2	0.2~0.8

表 6-3 新生儿白细胞分类及中性粒细胞计数/（10^9/L）与分类

日龄（天）		白细胞	中性粒细胞			嗜酸性粒细胞	嗜碱性粒细胞	淋巴细胞	单核细胞
			总数	分叶核	杆状核				
出生	平均	18.1	11.0	9.4	1.6	0.4	0.1	5.5	1.05
	范围	9.0~30.0	6.0~26.0	...	...	0.02~0.85	0~0.64	2.0~11.0	0.4~3.1
	/%	...	61	52	9	2.2	0.6	31	5.8
7	平均	12.2	5.5	4.7	0.83	0.5	0.05	5.0	1.1
	范围	5.0~21.0	1.5~10.0	...	...	0.07~1.1	0~0.25	2.0~17.0	0.3~2.7
	/%	...	45	39	6	4.1	0.4	41	9.1
14	平均	11.4	4.5	3.9	0.63	0.35	0.05	5.5	1.0
	范围	5.0~20.0	1.0~9.5	...	...	0.07~1.0	0~0.23	2.0~17.0	0.2~2.4
	/%	...	40	34	5.5	3.1	0.4	48	8.8

三、新生儿血液生化正常值

见表 6-4、表 6-5。

表 6-4　足月儿正常血液化学值

测定项目	脐带血	时龄/h			
		1~12	~24	~48	~72
钠/[mmol/L（范围）]	147（126~166）	143（124~156）	145（132~159）	148（134~160）	149（139~162）
钾/[mmol/L（范围）]	7.8（5.6~12）	6.6（5.3~7.3）	6.3（5.3~8.9）	6.0（5.2~7.3）	5.9（5.0~7.0）
氯/[mmol/L（范围）]	103（98~110）	100.7（90~111）	103（87~114）	102（92~114）	103（93~112）
钙/[mmol/L] （mg/dl）（范围）]	2.32（9.3） 2.05~2.78（8.2~11.1）	2.1（8.4） 1.82~2.3（7.3~9.2）	1.95（7.8） 1.73~2.35（6.9~9.4）	2（8.0） 1.53~2.48（6.1~9.9）	1.98（7.9） 1.48~2.43（5.9~9.7）
磷/[mmol/L] （mg/dl）（范围）]	1.81（5.6） 1.2~2.62（3.7~8.1）	1.97（6.1） 1.13~2.78（3.5~8.6）	1.84（5.7） 0.94~2.62（2.9~8.1）	1.91（5.9） 0.97~2.81（3.0~8.7）	1.87（5.8） 0.90~2.45（2.8~7.6）
血尿素／[mmol/L] （mg/dl）（范围）]	4.84（29） 3.51~6.68（21~40）	4.51（27） 1.34~4.01（8~24）	5.51（33） 1.50~10.52（9~63）	5.34（32） 2.17~12.86（13~77）	5.18（31） 2.17~11.36（13~68）
总蛋白质／[g/L] （g/dl）（范围）]	61（6.1） 48~73（4.8~7.3）	66（6.6） 56~85（5.6~8.5）	66（6.6） 58~82（5.8~8.2）	69（6.9） 59~82（5.9~8.2）	72（7.2） 60~85（6.0~8.5）
血糖／[mmol/L] （mg/dl）（范围）]	4.09（73） 2.52~5.38（45~96）	3.53（63） 2.24~5.43（40~97）	3.53（63） 2.35~5.82（42~104）	3.14（56） 1.68~5.10（30~91）	3.30（59） 2.24~5.04（40~90）

测定项目	脐带血		时龄/h			
			1~12	~24	~48	~72
乳酸 [mmol/L] [(mg/dl)(范围)]	2.16	(19.5)	1.62 (14.6)	1.55 (14)	1.59 (14.3)	1.5 (13.5)
	1.22~3.33	(11~30)	1.22~2.66 (11~24)	1.11~2.55 (10~23)	1.0~2.44 (9~22)	0.78~2.33 (7~21)
乳酸盐/(mmol/L)	2.0~30		2.0	…	…	…

换算系数：钠、钾、氯 1，钙 0.25，磷 0.323，血尿素 0.167，总蛋白质 10，糖 0.056，乳酸 0.111。

表 6-5 低出生体重儿血液化学值

测定项目	周龄							
	1		3		5		7	
	$\bar{X} \pm SD$	范围	$\bar{X} \pm SD$	范围	$\bar{X} \pm SD$	范围	$\bar{X} \pm SD$	范围
钠/(mmol/L)	136.9±3.2	133~146	136.3±2.9	129~142	136.8±2.5	133~148	137.2±1.8	133~142
钾/(mmol/L)	5.6±0.5	4.6~6.7	5.8±0.6	4.5~7.1	5.5±0.6	4.5~6.6	5.7±0.5	4.6~7.1
氯/(mmol/L)	108.2±3.7	100~117	108.3±3.9	102~116	107.0±3.5	100~115	107.0±3.3	101~115
CO_2/(mmol/L)	20.3±2.8	13.8~27.1	18.4±3.5	12.4~26.2	20.4±3.4	12.5~26.1	20.6±3.1	13.7~26.9

测定项目	周龄							
	1		3		5		7	
	$\overline{X} \pm SD$	范围	$\overline{X} \pm SD$	范围	$\overline{X} \pm SD$	范围	$\overline{X} \pm SD$	范围
钙/[mmol/L]	2.3±0.28	1.53~2.9	2.4±0.16	2.03~2.75	2.35±0.16	2.15~2.63	2.38±0.18	2.15~2.7
(mg/dl)	(9.2±1.1)	(6.1~11.6)	(9.6±0.5)	(8.1~11.0)	(9.4±0.5)	(8.6~10.5)	(9.5±0.7)	(8.6~10.8)
磷/[mmol/L]	2.5±2.4	1.8~3.5	2.5±0.2	2.0~2.8	2.3±0.2	1.8~2.6		
(mg/dl)	(7.6±1.1)	(5.4~10.9)	(7.5±0.7)	(6.2~8.7)	(7.0±0.6)	(5.6~7.9)		
血尿素氮/[mmol/L、mg/dl]	3.32±1.86	1.11~9.10	4.75±2.78	0.75~11.21	4.75±2.53	0.71~9.46	4.78±2.39	0.89~10.89
	(9.3±5.2)	(3.1~25.5)	(13.3±7.8)	(2.1~31.4)	(13.3±7.1)	(2.0~26.5)	(13.4±6.7)	(2.5~30.5)
总蛋白质/[g/L]	54.9±4.2	44~62.6	53.8±4.8	42.8~67.0	49.8±5.0	41.4~69.0	49.3±6.1	40.2~58.6
(g/dl)	(5.49±0.42)	(4.40~6.26)	(5.38±0.48)	(4.28~6.70)	(4.98±0.05)	(4.14~6.90)	(4.93±0.61)	(4.02~5.86)
白蛋白/[g/L]	38.5±3.0	32.8~45	39.2±4.2	31.6~52.6	37.3±3.4	32~43.4	38.9±5.3	34~46
(g/dl)	(3.85±0.3)	(3.28~4.50)	(3.92±0.42)	(3.16~5.26)	(3.73±0.34)	(3.20~4.34)	(3.89±0.53)	(3.4~4.6)

测定项目	周龄							
	1		3		5		7	
	$\overline{X} \pm SD$	范围	$\overline{X} \pm SD$	范围	$\overline{X} \pm SD$	范围	$\overline{X} \pm SD$	范围
球蛋白 [g/L (g/dl)]	15.8±3.3 (1.58±0.33)	8.8~22 (0.88~2.20)	14.4±6.3 (1.44±0.63)	6.2~29 (0.62~2.90)	11.7±4.9 (1.17±0.49)	4.8~14.8 (0.48~1.48)	11.2±3.3 (1.12±0.33)	5~26 (0.5~2.6)
血红蛋白 [g/L (g/dl)]	178±27 (17.8±2.7)	114~248 (11.4~24.8)	147±21 (14.7±2.1)	90~194 (9.0~19.4)	115±20 (11.5±2.0)	72~186 (7.2~18.6)	100±13 (10.0±1.3)	75~139 (7.5~13.9)

换算系数：钠、钾、氯 1，钙 0.25，磷 0.323，血尿素氮 0.167，总蛋白质 10，糖 0.056。

四、新生儿血气分析值

见表 6-6。

表 6-6　新生儿血气分析值

测定项目	样本来源	出生后时间					
		出生	1 h	3 h	24 h	2 d	3 d
阴道分娩足月儿							
pH	动脉	7.26（脐血，以下同）	7.30	7.30	7.30	7.39	7.39
	静脉	7.29	...	...	...	...	...
PO_2/[kPa (mmHg)]	动脉	1.1~3.2（8~24）	7.3~10.6（55~80）	...	7.2~12.6（54~95）	...	11~14.4（83~108）
PCO_2/[kPa (mmHg)]	动脉	7.29（54.5）	5.16（38.8）	5.09（38.3）	4.47（33.6）	4.52（34）	4.66（35）
	静脉	5.69（42.8）	...	...	...	...	...
SO_2/%	动脉	0.198（19.8）	0.938（93.8）	0.947（94.7）	0.932（93.2）	0.94（94）	0.96（96）
	静脉	0.476（47.6）	...	...	...	...	...
pH	左心房 动脉	...	7.30	7.34	7.41	7.39（颞动脉）	7.38（颞动脉）
HCO_3^-/（mmol/L）	动脉	18.8	18.8	18.8	19.5	20.0	21.4
CO_2 容量/（mmol/L）		...	20.6	21.9	21.4	...	...

测定项目	样本来源	出生	出生后时间					
			1 h	3 h	24 h	2 d	3 d
	毛细血管						
早产儿							
<1250 g							
pH		⋯	⋯	⋯	7.36	7.35	7.35
PCO_2 /[kPa (mmHg)]		⋯	⋯	⋯	5.05 (38)	5.85 (44)	4.92 (37)
>1250 g							
pH		⋯	⋯	⋯	7.39	7.39	7.38
PCO_2 /[kPa (mmHg)]		⋯	⋯	⋯	5.05 (38)	5.19 (39)	5.05 (38)

换算系数: PCO_2 0.133, SO_2 0.01, PO_2 0.133。

五、新生儿凝血因子测定

见表 6-7。

表 6-7　新生儿凝血因子测定

测定项目	正常成人值	28~31孕周	32~36孕周	足月儿	达成人时间
I/（mg/dl）	150~400	215±28	226±23	246±18	…
II/%	100	30±10	35±12	45±15	2~12个月
V/%	100	76±7	84±9	100±5	…
VII和X/%	100	38±14	40±15	56±16	2~12个月
VIII/%	100	90±15	140±10	168±12	…
IX/%	100	27±10	…	28±8	3~9个月
XI/%	100	5~18	…	29~70	1~2个月
XII/%	100	…	30±	51（25~70）	9~14天
XIII/%	100	100	100	100	…
凝血酶原时间（PT）/s	12~14	23±	17（12~21）	16（13~20）	1周
部分凝血活酶时间（PTT）/s	44	…	70±	55±10	2~9个月

测定项目	正常成人值	28~31孕周	32~36孕周	足月儿	达成人时间
凝血酶时间（TT）/s	10	16~28	14（11~17）	12（10~16）	数日
舒血管素原/%	100	27	…	33±6	不明
激肽原/%	100	28	…	56±12	不明

	正常成人	早产儿			足月儿			达成人时间
		第1天	第5天	第30天	第1天	第5天	第30天	
抗凝血酶Ⅲ（AT Ⅲ）/（U/ml）	1.05±0.13	0.38（0.14~0.62）	0.56（0.30~0.82）	0.59（0.37~0.81）	0.63±0.12	0.67±0.13	0.78±0.15	不明
蛋白C（PC）/（U/ml）	0.96±0.16	0.28（0.12~0.44）	0.31（0.11~0.51）	0.37（0.15~0.59）	0.35+0.09	0.42±0.11	0.43±0.11	不明
蛋白S（PS）/（U/ml）	0.92±0.16	0.26（0.14~0.38）	0.37（0.13~0.61）	0.56（0.22~0.90）	0.36±0.12	0.50±0.14	0.63±0.15	不明

引自：Rennie & Rekerton's Testbook of Neonatology, 5th Edition.Churchill Livingstone: Elsevier, 2012: 3378-3379.

六、新生儿脑脊液正常值

见表 6-8。

表 6-8 新生儿脑脊液正常值

测定项目	足月儿	早产儿
白细胞 / (10⁶/L)		
均值	8	9
SD	7	8
范围	0 ~ 32	0 ~ 29
± 2SD	0 ~ 22	0 ~ 25
中性粒细胞 / %	61.3	57.2
蛋白质 / [g/L（mg/dl）]		
均值	0.9（90）	1.15（115）
范围	0.02 ~ 1.7（20 ~ 170）	0.65 ~ 1.5（65 ~ 150）

测定项目	足月儿	早产儿
葡萄糖 [mmol/L（mg/dl）]		
均值	2.912（52）	2.8（50）
范围	1.904~6.664（34~119）	1.344~3.53（24~63）
脑脊液/血葡萄糖百分数		
均值	81	74
范围	44~248	55~105

引自：Volpe JJ. Neurology of the Newborn. 5th ed.Elsevier, 2008: 155.

注：换算系数：蛋白质 0.01，葡萄糖 0.056。

七、新生儿尿常规检查

见表6-9。

表 6-9　新生儿尿常规检查

量	出生几天：20 ~ 40 ml / d
	1 周时：200 ml / d
蛋白	生后 2 ~ 4 天可阳性
管型及白细胞	生后 2 ~ 4 天可出现
渗透压 /（mOsm / kg · H_2O）	100 ~ 600
pH	5 ~ 7
比重	1.001 ~ 1.020

八、新生儿脉搏、呼吸、血压正常值

见表6-10。

表 6-10 新生儿脉搏、呼吸、血压正常值

年龄	脉搏/(次/分)	呼吸/(次/分)	血压/[kPa (mmHg)]			血容量/(ml/kg)	心搏出量/[ml/(min·m²)]
			收缩压	舒张压	平均压		
胎儿(足月)	130~140	...	...	...	...	...	
出生	180	...	9.33, 6.67~12.0 (70, 50~90)	6.00 (45)	7.07 (53)	76 (61~92)	
1天	125	20~60	8.80 (66)	...	6.67 (50)	83	35~51
1周	125	30~70	9.73 (73)	...	...	83 (67~100)	
2周	135	35~55	10.0 (75)	...		87	
2个月	130		11.2 (84)	8.0 (60)		86	

九、新生儿血压

见表 6-11。

表 6-11 新生儿血压 / mmHg

日龄 / d		胎龄				
		≤28 周	29～32 周	33～36 周	37 周
1	收缩压	38～46	42～52	51～61	57～69
	舒张压	23～29	26～38	32～40	35～45
	平均压	29～35	33～43	39～47	44～52
2	收缩压	38～46	46～56	54～62	58～70
	舒张压	24～32	29～39	34～42	36～46
	平均压	29～37	35～45	42～48	46～54
3	收缩压	40～48	47～59	54～64	58～71
	舒张压	25～33	30～35	35～43	37～47
	平均压	30～38	37～47	42～50	46～54

日龄 / d		胎龄			
		≤28 周	29~32 周	33~36 周	37 周
4	收缩压	41~49	50~62	56~66	61~73
	舒张压	26~36	32~42	36~44	38~48
	平均压	31~41	39~49	44~50	46~56
5	收缩压	42~50	51~65	57~67	62~74
	舒张压	27~37	33~43	37~45	39~49
	平均压	32~42	40~50	44~52	47~57
6	收缩压	44~52	52~66	59~69	64~76
	舒张压	30~38	35~45	37~45	40~50
	平均压	35~43	41~51	45~53	48~58

日龄 / d		胎龄			
		≤28 周	29 ~ 32 周	33 ~ 36 周	37 周
7	收缩压	47 ~ 53	53 ~ 67	60 ~ 70	66 ~ 76
	舒张压	31 ~ 39	36 ~ 44	37 ~ 45	40 ~ 50
	平均压	37 ~ 45	43 ~ 51	45 ~ 53	50 ~ 58
30	收缩压	59 ~ 65	67 ~ 75	68 ~ 76	72 ~ 82
	舒张压	35 ~ 49	43 ~ 53	45 ~ 55	46 ~ 54
	平均压	42 ~ 56	52 ~ 60	53 ~ 60	55 ~ 63

引自：Pejovie B，Peco-Antic A，Marinkovic-Eric J.Blood pressure in non-critically ill preterm and full-term neonates.Pediatr Nephrol，2007，22：249-257.

十、中国不同胎龄新生儿出生体重百分位数参考值

见表 6-12。

表 6-12　中国不同胎龄新生儿出生体重（g）百分位数参考值

出生胎龄 / 周	例数	P_3	P_{10}	P_{25}	P_{50}	P_{75}	P_{90}	P_{97}
24	12	339	409	488	588	701	814	938
25	26	427	513	611	732	868	1003	1148
26	76	518	620	735	876	1033	1187	1352
27	146	610	728	860	1020	1196	1368	1550
28	502	706	840	987	1165	1359	1546	1743
29	607	806	955	1118	1312	1522	1723	1933
30	822	914	1078	1256	1467	1692	1906	2128
31	953	1037	1217	1410	1637	1877	2103	2336
32	1342	1179	1375	1584	1827	2082	2320	2565
33	1160	1346	1557	1781	2039	2308	2559	2813

出生胎龄 / 周	例数	P_3	P_{10}	P_{25}	P_{50}	P_{75}	P_{90}	P_{97}
34	1718	1540	1765	2001	2272	2554	2814	3079
35	2703	1762	1996	2241	2522	2812	3080	3352
36	4545	2007	2245	2495	2780	3075	3347	3622
37	11641	2256	2493	2741	3025	3318	3589	3863
38	29604	2461	2695	2939	3219	3506	3773	4041
39	48324	2589	2821	3063	3340	3624	3887	4152
40	40554	2666	2898	3139	3415	3698	3959	4222
41	12652	2722	2954	3195	3470	3752	4012	4274
42	1947	2772	3004	3244	3518	3799	4058	4319

引自：朱丽，张蓉，张淑莲，等 . 中国不同胎龄新生儿出生体重曲线研制 . 中华儿科杂志，2015，53（2）：97-103.

十一、Fenton 生长曲线

见图 6-1。

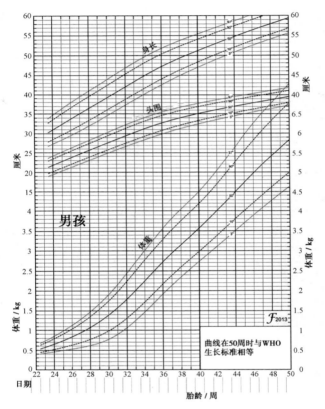

图 6-1　Fenton 生长曲线

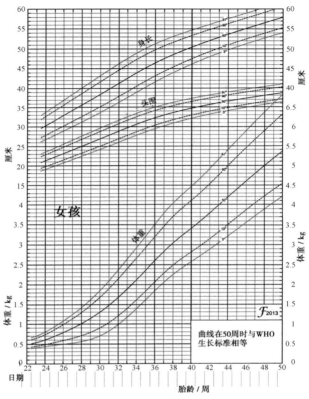

图 6-1　Fenton 生长曲线（续）

十二、1987 — 1993 年出生的儿童 72 个月中的体格发育值

见表 6-13。

表 6-13　1987—1993 年出生的儿童 72 个月中的体格发育值（$\bar{x} \pm s$）

月龄/月	体重/kg		身高/cm		头围/cm	
	男	女	男	女	男	女
出生	3.39 ± 0.45	3.28 ± 0.35	50.8 ± 2.0	49.8 ± 1.8	34.5 ± 2.8	33.4 ± 1.4
1周	3.39 ± 0.39	3.18 ± 0.36	51.0 ± 2.0	50.1 ± 1.8	34.7 ± 1.0	33.5 ± 1.1
2周	3.55 ± 0.43	3.40 ± 0.38	51.8 ± 1.8	51.2 ± 1.8	35.5 ± 1.1	34.2 ± 1.3
3周	3.87 ± 0.46	3.71 ± 0.40	53.0 ± 2.1	52.3 ± 1.8	36.2 ± 1.2	35.4 ± 1.4
1	4.22 ± 0.50	3.96 ± 0.24	54.4 ± 2.2	53.8 ± 2.3	36.8 ± 1.1	36.1 ± 1.2
2	5.54 ± 0.70	5.17 ± 0.49	57.9 ± 2.2	57.6 ± 2.2	39.2 ± 1.1	38.1 ± 1.2
3	6.65 ± 0.70	6.12 ± 0.50	61.6 ± 2.2	59.9 ± 2.0	41.2 ± 1.1	39.4 ± 1.2
4	7.43 ± 0.89	6.91 ± 0.64	64.6 ± 2.4	62.6 ± 2.0	42.2 ± 1.0	40.8 ± 1.2
5	8.00 ± 0.93	7.58 ± 0.75	66.9 ± 2.2	65.0 ± 1.8	43.0 ± 1.3	41.8 ± 1.2
6	8.52 ± 0.95	8.06 ± 0.81	69.0 ± 2.3	67.2 ± 1.6	43.8 ± 1.2	42.8 ± 1.3
7	8.91 ± 0.96	8.39 ± 0.81	70.0 ± 3.8	68.6 ± 1.8	44.4 ± 1.2	43.2 ± 1.4

月龄/月	体重/kg		身高/cm		头围/cm	
	男	女	男	女	男	女
8	9.33 ± 1.01	8.83 ± 0.85	72.3 ± 4.0	69.8 ± 1.8	45.0 ± 1.2	43.8 ± 1.6
9	9.69 ± 1.02	9.13 ± 0.82	72.8 ± 2.3	71.0 ± 2.2	45.4 ± 1.2	44.4 ± 1.2
10	10.09 ± 1.03	9.48 ± 0.86	74.3 ± 2.2	72.0 ± 2.2	45.9 ± 1.2	44.9 ± 1.4
11	10.35 ± 1.06	9.82 ± 0.90	75.2 ± 2.5	73.3 ± 2.2	46.2 ± 1.2	45.2 ± 1.4
12	10.69 ± 1.11	10.29 ± 0.99	76.2 ± 2.4	74.6 ± 2.4	46.7 ± 1.2	45.6 ± 1.4
15	11.23 ± 1.13	10.78 ± 1.15	79.4 ± 2.6	77.8 ± 2.6	47.2 ± 1.2	46.3 ± 1.4
18	11.56 ± 1.23	11.02 ± 1.48	82.5 ± 2.8	81.4 ± 2.7	47.7 ± 1.1	47.4 ± 1.6
21	12.34 ± 1.65	11.88 ± 1.66	84.6 ± 2.9	84.0 ± 2.4	47.8 ± 1.4	47.5 ± 1.6
24	13.09 ± 1.40	12.65 ± 1.26	87.2 ± 2.6	86.0 ± 1.4	49.1 ± 1.4	47.8 ± 1.8
27	13.63 ± 1.28	13.43 ± 1.37	90.0 ± 3.6	89.4 ± 3.4	49.4 ± 1.4	48.6 ± 1.6

月龄/月	体重/kg		身高/cm		头围/cm	
	男	女	男	女	男	女
30	14.28 ± 1.44	13.96 ± 1.44	92.2 ± 3.6	91.7 ± 3.1	49.6 ± 1.6	48.9 ± 1.6
33	14.87 ± 1.55	14.55 ± 1.54	93.9 ± 3.2	93.6 ± 3.0	49.6 ± 1.4	49.8 ± 1.0
36	15.04 ± 1.56	14.83 ± 1.54	96.3 ± 3.4	95.7 ± 3.2	50.1 ± 1.5	49.1 ± 1.6
42	15.40 ± 1.75	15.17 ± 1.55	99.7 ± 4.0	99.0 ± 3.2	50.2 ± 1.2	49.2 ± 1.4
48	16.98 ± 2.15	16.73 ± 1.60	103.4 ± 3.9	102.8 ± 3.0	50.4 ± 1.4	49.4 ± 1.2
54	17.60 ± 2.06	16.93 ± 1.67	107.4 ± 4.8	106.5 ± 3.6	50.7 ± 1.4	49.7 ± 1.2
60	19.13 ± 2.46	18.49 ± 2.04	110.8 ± 2.6	109.6 ± 3.6	51.4 ± 1.4	50.3 ± 1.2
66	20.66 ± 3.39	19.39 ± 3.05	114.2 ± 3.0	113.7 ± 3.4	51.8 ± 1.4	50.6 ± 1.4
72	22.70 ± 3.39	20.46 ± 3.05	117.2 ± 3.5	116.6 ± 3.5	52.2 ± 1.4	51.2 ± 1.4

引自：丁宗一. 中国0~72个月儿童生长纵向研究. 中华儿科杂志, 1996, 34 (2): 93.

十三、小儿体表面积

1. **按体重、身高求体表面积**：用尺连接身高（cm）与体重（kg）的数字，连线与体表面积标尺交叉处的数字即为该小儿的体表面积平方米数（图6-2）。

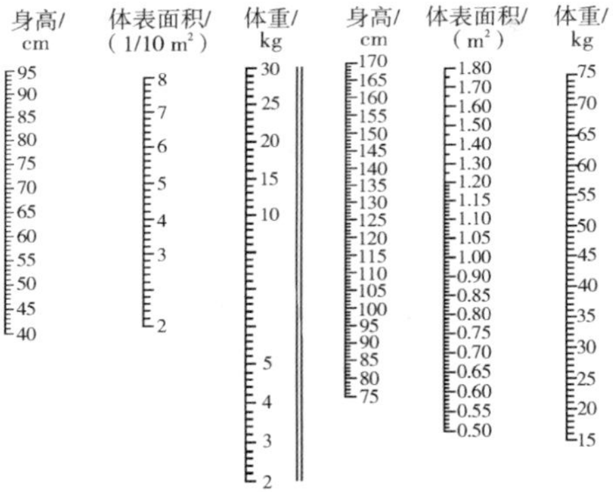

图6-2 小儿体表面积的测算

2. **按体重求体表面积**（表6-14）

表6-14 按体重求体表面积

体重 / kg	体表面积 / m²	体重 / kg	体表面积 / m²
2	0.12	25	0.93
3	0.20	30	1.07
4	0.23	35	1.20
5	0.25	40	1.32
6	0.29	45	1.43
7	0.33	50	1.53
8	0.36	55	1.62
9	0.40	60	1.70
10	0.44	65	1.78
15	0.62	70	1.84
20	0.79		

小儿体表面积计算公式为：如体重 ≤ 30 kg，小儿的体表面积（m²）= 体重（kg）× 0.035+0.1；如体重 > 30 kg，小儿体表面积（m²）=［体重（kg）–30］× 0.02+1.05。

第七章
新生儿常用药物剂量表

见表 7-1。

表 7-1 新生儿常用药物剂量表

药名	途径	剂量	用法			备注
			孕周	日龄（d）	间隔（h）	
抗生素类						
青霉素类						
青霉素 G（penicillin G）	IV IM IV gtt	一般感染： 每次 2.5 万～5 万 U/kg 化脑： 每次 7.5 万～10 万 U/kg	≤29 30～36 37～44	0～28 >28 0～14 >14 0～7 >7	q12 q8 q12 q8 q12 q8	• 用于 G^+ 菌感染，如溶血性链球菌、肺炎链球菌、敏感葡萄球菌等。对梅毒、淋球菌、螺旋体等有效 • 每 100 万 U 约含 1.7 mmol Na^+ 和 K^+，肾功能不全和大剂量应用时应检测血 Na^+ 和 K^+ • 副作用：骨髓抑制，粒细胞减少，溶血性贫血，间质性肾炎，肠道菌群失调和中枢毒性。偶可发生过敏反应。新生儿尽量避免肌内注射

164

药名	途径	剂量	用法			备注
			孕周	日龄（d）	间隔（h）	
氨苄西林 （ampicillin）	IV IM IV gtt	一般感染： 每次 25～50 mg/kg 化脑： 每次 75 mg/kg，最大量 400 mg/（kg·d） 尿路感染预防用药： 50 mg/（kg·d），q12 h	≤29 30～36 37～44	0～28 ＞28 0～14 ＞14 0～7 ＞7	q12 q8 q12 q8 q12 q8	• 广谱抗生素，对 G⁺ 菌和某些 G⁻ 杆菌（李斯特菌、GBS、流感杆菌、伤寒杆菌）敏感，但对克雷伯杆菌、铜绿假单胞菌、不动杆菌耐药。需快速静脉滴入 • 副作用：皮疹、发热
氨苄西林＋舒巴坦 （优立新） （unasyn）	IV IM IV gtt	一般感染： 每次 25～50 mg/kg 化脑： 每次 50～75 mg/kg 最大量 400 mg/（kg·d）	≤29 30～36 37～44	0～28 ＞28 0～14 ＞14 0～7 ＞7	q12 q8 q12 q8 q8 q6	同氨苄西林

药名	途径	剂量	用法			备注
			孕周	日龄（d）	间隔（h）	
阿莫西林＋克拉维甲酸（安美汀，力百汀）（augmentin）	PO IV IV gtt	一般感染： 每次 20～25 mg/kg 严重感染： 每次 40～45 mg/kg	≤29 30～36 37～44	0～28 ＞28 0～14 ＞14 0～7 ＞7	q12 q8 q12 q8 q8 q6	同氨苄西林，口服吸收好
苯唑西林（oxacillin）（新青霉 II）（P_{12}）	IV IM IV gtt	一般感染： 每次 25 mg/kg 脑膜炎： 每次 50 mg/kg	≤29 30～36 37～44	0～28 ＞28 0～14 ＞14 0～7 ＞7	q12 q8 q12 q8 q8 q6	• 耐青霉素酶，主要用于耐青霉素酶葡萄球菌引起的感染 • 不良反应：腹泻，吸吐，间质性肾炎，白细胞减少，肝酶升高

药名	途径	剂量	用法			备注
			孕周	日龄（d）	间隔（h）	
哌拉西林 （piperacillin） （氧哌嗪青霉素） 哌拉西林＋克拉维酸	IV IM IV gtt	每次 50～100 mg/kg	≤29 30～36 37～44	0～28 >28 0～14 >14 0～7 >7	q12 q8 q12 q8 q8 q6	• 广谱，对G⁻菌敏感，对B族链球菌也敏感。增强对铜绿假单胞菌、克雷伯菌、沙雷菌、枸橼酸杆菌和变形杆菌的抗菌力；脑膜炎时可进入脑脊液 • 副作用：皮疹、高胆红素血症、发热等
甲氧西林（meticillin） （新青霉素 I）	IV IV gtt	一般感染： 每次 25 mg/kg 脑膜炎： 每次 50 mg/kg	≤29 30～36 37～44	0～28 >28 0～14 >14 0～7 >7	q12 q8 q12 q8 q8 q6	• 对产生青霉素酶的葡萄球菌有效。葡萄球菌耐药已有报道 • 副作用：可能产生间质性肾炎而出现血尿、蛋白尿、骨髓抑制、皮疹

药名	途径	剂量	用法			备注
氯唑西林 (cloxacillin)	IM IV IV gtt	一般感染： 每次 25 mg/kg 脑膜炎： 每次 50 mg/kg	BW ≤2 kg >2 kg	日龄 (d) 0~14 >14 0~14 >14	间隔 (h) q12 q8 q8 q6	• 对 G^+ 球菌和奈瑟菌有抗菌活性，对葡萄球菌属产酶株的抗菌活性较苯唑西林强，治疗产青霉素酶的葡萄球菌感染 • 不良反应：同青霉素 G
替卡西林 (ticarcillin) 特美汀 (替卡西林 + 克拉酸)	IV IV gtt	每次 75~100 mg/kg	孕周 ≤29 30~36 37~44	日龄 (d) 0~28 >28 0~14 >14 0~7 >7	间隔 (h) q12 q8 q12 q8 q8 q6	• 用于产 β-内酰胺酶的敏感菌引起的非中枢神经系统感染。 • 对 G^+ 菌和 G^- 菌均有抗菌活性 • 不良反应：粒细胞增多，高胆红素血症
羧苄西林 (carbenicillin)	IV IV gtt	0~7 天每次 75 mg/kg >7 天每次 100 mg/kg	BW ≤2 kg q12 h q6 h	BW >2 kg q8 h q6 h		• 对变形、铜绿假单胞菌、大肠埃希菌有一定疗效 • 副作用：同青霉素 G

头孢类

药名	途径	剂量	用法			备注
			孕周	日龄 (d)	间隔 (h)	
头孢唑林（cefazolin）（先锋 V 号）	IV IM IV gtt	每次 25 mg/kg	≤29 30~36 37~44	0~28 >28 0~14 >14 0~7 >7	q12 q8 q12 q8 q12 q8	• 对多种 G⁺ 和少数 G⁻ 细菌敏感，不易进入脑脊液 • 副作用：恶心、呕吐、肝功能异常，白细胞和血小板减少，激惹等 Coombs' 试验假阳性
头孢克洛（cefaclor）（希刻劳）	PO	20~40 mg/（kg·d）	分 3 次空腹服			• 对 G⁻ 杆菌优于第一代，用于呼吸道、中耳炎和泌尿道感染 • 不良反应：胃部不适，嗜酸性粒细胞增加
头孢呋辛（cefuroxime）（西力欣）（zinacef）	IV IM IV gtt	30~50 mg/（kg·d） 50~100 mg/（kg·d）	≤7 天，分 2 次 >7 天，分 2 次			• 对 G⁺ 球菌比头孢呋辛精强，但对 G⁻ 菌及 β-内酰胺酶稳定性强，因此对 G⁻ 菌更有效 • 副作用：BUN、Cr 升高，伪膜性肠炎和皮疹

药名	途径	剂量	用法			备注
			孕周	日龄（d）	间隔（h）	
头孢噻肟（cefotaxime）（凯福隆）	IV IM IV gtt	每次 50 mg/kg	≤29	0～28	q12	• 对 G⁻ 杆菌作用强。体内分布广泛，易进入脑脊液
				>28	q8	• 副作用：皮疹、腹泻、白细胞减少、嗜酸性粒细胞增多、肝酶升高
			30～36	0～14	q12	
				>14	q8	
			37～44	0～7	q12	
				>7	q8	
		特殊感染： 淋球菌结膜炎：每次 25 mg/kg，q12 h，共 7 天 淋球菌脑膜炎：每次 50 mg/kg，IV，q6 h，14～21 天				
头孢哌酮（cefoperazone）（先锋必）	IV IM IV gtt	50 mg/（kg·d）	≤7 天，分 2～3 次			• 第三代头孢，广谱，对 G⁻ 杆菌更有效，尤对绿脓单胞菌
		50～100 mg/（kg·d）	>7 天，分 2～3 次			• 副作用：发热、皮疹和腹泻，血小板减少，出血时间延长
		100～150 mg/（kg·d）	严重感染，分 2～3 次			

药名	途径	剂量	用法			备注
			孕周	日龄（d）	间隔（h）	
头孢他啶（ceftazidime）（复达欣）	IV IM IV gtt	每次 50 mg/kg	≤29	0~28	q12	• 第三代头孢，广谱，易进入脑脊液。用于G⁻杆菌。对铜绿假单胞菌尤其好 • 副作用：皮疹、发热、腹泻、转氨酶升高
				>28	q8	
			30~36	0~14	q12	
				>14	q8	
			37~44	0~7	q12	
				>7	q8	
头孢曲松（ceftriaxone）（头孢三嗪）	IV IM IV gtt	50 mg/（kg·d）	BW≤2 kg，任何日龄，qd BW>2 kg，生后0~7天，qd			• G⁻菌和G⁺菌感染。对铜绿假单胞菌无效。治疗淋球菌感染 • 副作用：皮疹、腹泻、出血时间延长、中性粒细胞减少、嗜酸性粒细胞增加和血小板增加等
		75 mg/（kg·d）	BW>2 kg，生后日龄>7天，qd			
		25~50 mg/kg	早产儿淋病眼炎，肌注1次			
		125 mg/kg	足月儿淋病眼炎，肌注1次			
		100 mg/（kg·d）	脑膜炎，q12 h			

药名	途径	剂量	用法		备注
头孢哌酮+舒巴坦（舒普深）(sulperazon)		40~80 mg/(kg·d)	足月儿生后第一周内，q12 h，一周后可 q8 h		同头孢噻肟。Coombs 试验假阳性反应
头孢吡肟 (cefepime)	IV IV gtt	>28天：每次 50mg/kg ≤28天：每次 30mg/kg 脑膜炎：每次 50 mg/kg	q12 h		• 对革兰阳性菌、阴性菌包括肠杆菌属、铜绿假单胞菌、嗜血杆菌属、奈瑟球菌属、葡萄球菌及链球菌（除肠球菌外）有较强抗菌活性。对β-内酰胺酶稳定 • 不良反应：过敏、伪膜性肠炎
氨曲南 (aztreonam)	IV gtt	每次 30 mg/kg	孕周 日龄(d) 间隔(h) ≤29 0~28 q12 >28 q8 30~36 0~14 q12 >14 q8 37~44 0~7 q12 >7 q8		• 为单环类β-内酰胺类抗生素。主要作用于 G⁻ 菌肠杆菌科和铜绿假单胞菌引起的败血症 • 副作用：低血糖、腹泻、皮疹、全血细胞减少

药名	途径	剂量	用法			备注
			孕周	日龄（d）	间隔（h）	
碳青霉烯类						
亚胺培南/西司他丁（imipenem-cilastatin）（泰能）（tienam）	IM IV gtt	每次 20 mg/kg	≤29	0~28 >28	q24 q12	• 对 G^+ 菌或 G^- 菌有效，对 β-内酰胺酶高度稳定。用于治疗对其他抗生素耐药的细菌（主要是肠杆菌科菌和厌氧菌）引起的非中枢感染 • 不良反应：恶心呕吐，过敏反应，肝功能损害，中枢神经系统症状
			30~36	0~14 >14	q12 q8	
			37~44	0~7 >7	q12 q8	
帕尼培南-倍他米隆（panipenem-betamipron）（克倍宁）（Carbenin）	IM IV gtt	每次 20 mg/kg 脑膜炎：每次 40 mg/kg	孕周	日龄（h）	间隔（h）	没有中枢神经系统不良反应，其他同泰能
			≤29	0~28 >28	q24 q12	
			30~36	0~14 >14	q12 q8	
			37~44	0~7 >7	q12 q8	

药名	途径	剂量	用法			备注
			孕周	日龄（d）	间隔（h）	
美罗培南（meropenem）（美平）（mepem）	IM	每次 20 mg/kg 脑膜炎：每次 40 mg/kg	≤29	0～28 >28	q24 q12	同克倍宁
	IV gtt		30～36	0～14 >14	q12 q8	
			37～44	0～7 >7	q12 q8	

大环内酯类

药名	途径	剂量	用法	备注
红霉素（erythromycin）	PO	每次 10 mg/kg	q6～8 h	• 抗菌谱与青霉素相似，对衣原体、支原体、百日咳杆菌有效。很少进入脑脊液 • 副作用：胃肠不适，肝毒性
	IV gtt	每次 5～10 mg/kg	<7 d，q12 h >7 d，q8 h	
阿奇霉素（azithromycin）	PO	每次 10 mg/kg	qd 共 5 天	同红霉素，但新生儿资料较少
	IV	每次 5 mg/kg	qd（仅用于不能口服者）	

药名	途径	剂量	用法			备注
			孕周	日龄(d)	间隔(h)	
克林霉素 (clindamycin) (氯洁霉素)	IV gtt	每次 5~7.5 mg/kg	≤29	0~28	q12	• 对 G⁻ 菌和厌氧杆菌、脆弱类芽孢杆菌作用强 • 副作用:耐金黄色葡萄球菌的伪膜性肠炎,此时可口服万古霉素,每次 5~10 mg/kg,q6 h
				>28	q8	
			30~36	0~14	q12	
				>14	q8	
			37~44	0~7	q8	
				>7	q6	
螺旋霉素(spiramycin)	PO	20~30 mg/(kg·d)	分 2 次			• 用于治疗先天性弓形虫感染 • 不良反应:恶心、呕吐、食欲缺乏,肝肾功能不全者慎用
氨基糖苷类						
阿米卡星 (丁胺卡那霉素) (amikacin)	IV gtt	每次 7.5 mg/kg	≤29	0~7	q24	• 具有广谱抗菌活性,对铜绿假单胞菌、G⁻菌疗效好,不易耐药 • 不良反应:耳、肾毒性,新生儿慎用 • 给予第三剂后需监测血药浓度,峰浓度:25~35 μg/ml,谷浓度:<10 μg/ml
				>7	q18	
			30~36	0~7	q18	
				>7	q12	
			37~44	0~7	q12	
				>7	q8	

药名	途径	剂量	用法			备注
			孕周	日龄（d）	间隔（h）	
庆大霉素 （gentamicin）	IV gtt	每次 2.5 mg/kg	≤29	0~7	q24	• 具有广谱抗菌活性，对铜绿假单胞菌、G⁻菌疗效好，不易耐药
				>7	q18	• 不良反应：耳、肾毒性，新生儿慎用
			30~36	0~7	q18	• 给予第三剂后需监测血药浓度，峰浓度：5~10 μg/ml，谷浓度：1~2 μg/ml
				>7	q12	
			37~44	0~7	q12	
				>7	q8	
妥布霉素 （tobramycin）	IV gtt	每次 2.5 mg/kg	≤29	0~7	q24	• 氨基糖苷类药物，具有广谱抗菌活性，G⁻菌疗效好，不易耐药
				>7	q18	• 不良反应：耳、肾毒性，新生儿慎用
			30~36	0~7	q18	• 给予第三剂后需监测血药浓度，峰浓度：4~8 μg/ml，谷浓度：0.5~2 μg/ml
				>7	q12	
			37~44	0~7	q12	
				>7	q8	

其他

药名	途径	剂量	用法			备注
			孕周	日龄（d）	间隔（h）	
万古霉素（vancomycin）	IV gtt	脑膜炎： 每次 15 mg/kg 一般感染： 每次 10 mg/kg	≤29 30～36 37～44 >45	0～14 >14 0～14 >14 0～7 >7	q24 q12 q12 q8 q12 q8 q6	• 仅用于对甲氧西林耐药的葡萄球菌和对青霉素耐药的肺炎球菌引起的严重感染 • 副作用：肾、耳毒性。皮疹，低血压，中性粒细胞减少等 • 给予第五剂后需监测药物血浓度，谷浓度：5～10 μg/ml，峰浓度：20～40 μg/ml
利奈唑胺（linezolid）	IV PO	每次 10 mg/kg	q8 h，但小于一周的早产儿 q12 h			• 仅用于万古霉素或其他耐药革兰阳性球菌导致的严重感染或心内膜炎、骨髓炎等 • 副作用：转氨酶升高，腹泻，血小板减少等 • 每周随访血常规和肝、肾功能，监测血压

药名	途径	剂量	用法			备注
			孕周	日龄（d）	间隔（h）	
甲硝唑 （metronidazole） （灭滴灵）	IV gtt	首剂：15 mg/kg 维持：每次 7.5 mg/kg 在首剂后1个间隔时间 开始	≤29	0～28 >28	q48 q24	• 用于治疗脆弱类杆菌和其他耐青霉素的厌氧菌引起的感染。治疗艰难梭菌所致的结肠炎，用于NEC治疗 • 副作用：食欲缺乏，腹泻，荨麻疹 • 大剂量：共济失调和多发性神经炎
			30～36	0～14 >14	q24 q12	
			37～44	0～7 >7	q24 q12	
乙胺嘧啶 （Pyrimethamine）	PO	每次 1 mg/kg，q 12 h， 2～4 日后减半	疗程 4～6 周，用 3～4 个疗程，每疗程间隔 1 个月			• 治疗弓形虫 • 长期服用可因叶酸缺乏致吞咽困难、恶心、呕吐，腹泻，巨细胞性贫血，白细胞减少。超剂量导致惊厥
莫匹罗星软膏 （百多邦）	外用					适用于革兰氏阳性球菌引起的皮肤感染，如脓疱病，毛囊炎，疖肿等原发性感染

抗结核类

药名	途径	剂量	用法	备注
利福平（rifampin）	PO	10mg/（kg·d）	≤7天，晨顿服	• 用于结核分枝杆菌感染 • 副作用：皮疹，肝肾功能损害
		15mg/（kg·d）	>7天，晨顿服	
		奈瑟菌脑膜炎预防	年龄<1个月，10mg/（kg·d），q12h，连用2天；年龄>1个月，20mg/（kg·d），q12h，连用2天	
异烟肼（isoniazid）	PO	预防量：10~15mg/（kg·d）	PO，晨顿服	• 用于结核分枝杆菌感染 • 副作用：兴奋，皮疹和发热
	IV	治疗量：15~20mg/（kg·d）	晨顿服或2~3次/天	
抗病毒药				
阿昔洛韦（acyclovir）（无环鸟苷）	IV gtt	每次 20 mg/kg	足月儿 q8h，疗程21天	• 广谱抗病毒药，对巨细胞病毒和疱疹病毒均有效。主要用于 HSV 感染 • 副作用：肾毒性
			早产儿 q12h，疗程21天	
			中枢感染 q8h，疗程21天	
		局部用药	q4~6 h，疗程7天	
更昔洛韦（ganciclovir）	IV gtt	10mg/（kg·d）	q12h，CMV 感染疗程6周	对巨细胞病毒有特效，对单纯疱疹病毒也有效。累积剂量超过 200 mg/kg 可致中性粒细胞减少

药名	途径	剂量	用法			备注
			孕周	日龄（d）	间隔（h）	
齐多呋定 （zidovudine）	PO	每次 2 mg/kg	≤29	0~28 >28	q12 q8	用于新生儿艾滋病的预防和治疗。生后 6~12 h 开始治疗。超过 2 天治疗效果差。可导致贫血和中性粒细胞减少。乳酸酸中毒
	IV	每次 1.5 mg/kg 超过 1 h	30~34	0~14 >14	q12 q8	
			>35		q6	
抗真菌类						
氟康唑（fluconazole） （大扶康）	IV gtt	治疗量：每次 6~12 mg/kg 预防量：每次 3 mg/kg	≤29	0~14 >14	q72 q48	• 广谱抗真菌药，分布于全身体液，脑脊液浓度高。可治疗隐球菌脑膜炎 • 副作用：恶心、腹胀、皮疹、腹痛等。长期应用需监测肝、肾功能
	PO	<1000 g 的早产儿中心静脉置管期间，每次 3 mg/kg，每周 2 次	30~36	0~14 >14	q48 q24	
			37~44	0~7 >7	q48 q24	

药名	途径	剂量		用法	备注
制霉菌素 （nystatin）	PO	10万U/ml		早产儿0.5 ml, q6 h 足月儿1 ml, q6 h	肠道吸收少，用于肠道真菌感染，局部应用治疗黏膜及皮肤念珠菌感染
	局部	10万U，甘油10 ml，加蒸馏水至100 ml		q6 h	
两性霉素B （amphotericin B）	IV gtt	试用剂量		0.1 mg/kg，蒸馏水稀释至0.25 mg/ml，静滴3~4 h	• 用于深部真菌感染，如隐球菌，白色念珠菌。 静滴时外包黑纸避光 • 不良反应：寒战高热，静脉炎，肾毒性，低血钾，粒细胞减少等
		起始剂量		0.25~0.5 mg/kg，10%GS稀释至0.1 mg/10 ml，静滴2~6 h，q24 h	
		维持剂量		每日增加0.125~0.25 mg/（kg·d），至最大剂量0.5~1 mg/（kg·d），q24~28 h，静滴2~6 h	
两性霉素B脂质复合物	IV	5 mg/(kg·d)		qd，至少输注2 h	用于两性霉素B耐药或不良反应大者。监测血常规、电解质和肝肾功能。贫血，血小板减少，低钾等不良反应常见
两性霉素B脂质体 （amBisome）	IV	5~7 mg/(kg·d)		qd，至少输注2 h	用于两性霉素B耐药或不良反应大者。监测血常规、电解质和肝肾功能。贫血，血小板减少，低钾等不良反应常见

药名	途径	剂量	用法	备注
氟胞嘧啶 (flucytosine)	PO	每次 12.5 ~ 37.5 mg/kg	q6 h	联合氟康唑或其他抗霉素用药，肾功能不全者延长服药间隔。每周 2 次随血药监规
米卡芬净 (micafungin)	IV	7 ~ 10 mg/（kg·d）。胎龄 <27 周，日龄 <14 天以及存在脑膜炎的患儿可用最大剂量	qd，至少输注 1 h	真菌感染治疗。新生儿应用的资料较少，可导致肝功能障碍和胆红素升高，恶心、呕吐、腹泻、低钾
卡泊芬净 (caspofungin)	IV	25 mg/m²（约 2 mg/kg）	qd，至少输注 1 h	用于耐药的真菌感染。监测血钾、钙和肝功能。可导致血小板减少，高钙、低钾

心血管药物

药名	途径	剂量	用法	备注
肾上腺素 (epinephrine)	IV	1∶10 000	每次 0.1 ~ 0.3 ml/kg，每 3 ~ 5 min 重复一次	• 用于心搏骤停、急性心血管休克、低血压等 • 副作用：心律不齐、肾缺血、高血压
	气管内	1∶10 000	每次 0.3 ~ 1 ml/kg，每 3 ~ 5 min 重复一次，至静脉通路建立	
	IV gtt	0.1 μg/（kg·min），至有效量，最大 1.0 μg/（kg·min）		

药名	途径	剂量	用法	备注
异丙肾上腺素 (isoproterenol)	IV gtt	0.05~0.5 μg/(kg·min)	以0.05 μg/(kg·min)开始，每5~10分钟增加0.05μg/(kg·min)，至有效剂量，最大量2μg/(kg·min)	● 增加心排出量，扩张气道，治疗心动过缓、休克等 ● 副作用：心律不齐、低血压、低血糖等
	雾化	0.1~0.25 ml (1:200)	加生理盐水2 ml，q4~6 h	
地高辛 (digoxin)	IV	负荷量 (μg/kg)： 　　≤29周　30~36周　37~48周 IV　15　　20　　30 PO　20　　25　　40 维持量：洋地黄化量的1/4~1/5，分q12 h		● 适用于心肌收缩力降低导致的心力衰竭、非洋地黄类药物导致的室上速、心房扑动、心房颤动 ● 副作用：PR间期延长，窦性心动过缓，窦房传导阻滞、房室传导阻滞、期前收缩等。其他如拒食、呕吐等
去乙酰毛花苷 (西地兰) (cedilanid-D)	IV	每次10~15 μg/kg	2~3 h后可重复，1~2次后改为地高辛洋地黄化	同地高辛，作用快，排泄快，用于急性患者。不良反应：心动过缓，期前收缩、恶心
卡托普利 (captopril) (巯甲丙脯酸) (开博通)	PO	早产儿： 每次0.01~0.05 mg/kg 足月儿： 每次0.05~0.1 mg/kg 最大量：每次0.5 mg	q8~12 h	● 扩张血管，降低血压，肾功能差者慎用 ● 不良反应：嗜酸性粒细胞增多、白细胞减少和低血压

药名	途径	剂量	用法	备注
多巴酚丁胺 (dobutamine)	IV gtt	2~10 μg/(kg·min)	连续静脉滴注，从小剂量开始，最大至 40 μg/(kg·min)	• 增强心肌收缩力，较少增快心率 • 副作用：血容量不足时低血压，大剂量时心律不齐、心动过速、皮肤血管扩张等
多巴胺 (dopamine)	IV gtt	小剂量	<5 μg/(kg·min)	扩张肾、脑、肺血管，增加尿量
		中剂量	5~10 μg/(kg·min)	增强心肌收缩力，升高血压
		大剂量	10~20 μg/(kg·min)	• 升高血压，收缩血管 • 副作用：心律不齐
酚妥拉明 (phentolamine)	IV IV gtt		每剂 0.3~0.5 mg/kg 或 2.5~15 μg/(kg·min)，持续静滴	• 降低周围血管阻力，直接扩张小动脉及毛细血管，并增加心肌收缩力 • 不良反应：血压下降，心动过速，鼻塞，恶心、呕吐，心律失常
盐酸妥拉唑啉 (tolazoline hydrochloride)	IV IV gtt	试量：1~2 mg/kg，IV，10 min 以上。30 min 内有效	维持量：0.2~2 mg/(kg·h) IV gtt	• 扩血管药物，可用于新生儿 PPHN。禁忌证：肾衰竭，低血压，休克和 IVH • 不良反应：心律失常，肺出血，消化道出血，低血压等，全血细胞减少

药名	途径	剂量	用法			备注
			第一剂	第二剂	第三剂	
吲哚美辛（indomethacin）（消炎痛）	IV	< 2 天	0.2 mg/kg	0.1 mg/kg	0.1 mg/kg	• 促进 PDA 关闭（q12 h, 连用 3 剂）
	PO	2 ~ 7 天	0.2 mg/kg	0.2 mg/kg	0.2 mg/kg	• 胃肠和肾血流量减少、出血倾向、低钠血症。监测尿量。口服效果不确定
		> 7 天	0.2 mg/kg	0.25 mg/kg	0.25 mg/kg	
布洛芬（ibuprofen）	PO	每次 10 mg / kg	PDA: q24 h, 连用 3 天			• 用于早产儿 PDA 关闭。镇痛和预防接种预防用药
	IV	第一次 10 mg/kg 其余两次 5 mg/kg 每次间隔 24 h	镇痛：q6 ~ 8 h 预防接种预防用药：同素诺			• 不良反应：全血细胞减少、应激性溃疡、尿量减少、腹胀等。口服效果不确定
前列腺素 E₁（prostaglandin E₁）	IV gtt	起始剂量 0.05 ~ 0.1 μg /（kg·min）, 需要时增加到 0.4 μg /（kg·min）, 起作用后渐减量至最低起作用量约 0.01 ~ 0.025 μg /（kg·min） 剂量范围：0.01 ~ 0.4 μg /（kg·min）				• 保持动脉导管开放 • 副作用：呼吸暂停、发热、皮肤潮红、心动过缓和低血压等。治疗时需监测呼吸、心率和体温
肼苯哒嗪（hydralazine）	PO	每次 0.25 ~ 1 mg / kg, q6 ~ 8 h, 喂奶前 1 h 给予。根据治疗效果调节剂量和间隔				• 治疗中度高血压
	IV	开始剂量每次 0.1 ~ 0.5 mg / kg, q6 ~ 8 h, 最大量每次 2 mg / kg, q6 h				• 监测血压、便潜血。恶心、呕吐、红斑、体位性低血压等不良反应常见

续表

药名	途径	剂量	用法	备注
二氮嗪（diazoxide）	IV	高血压危象:	可每15～20 min 重复1次，随后 q4～24 h; 或8～	高血糖，酮症酸中毒，钠水潴留
	PO	每次1～3 mg/kg	15 mg/(kg·d)，PO，q8～12 h	
	PO	高胰岛素低血糖: 8～15 mg/(kg·d)	q8～12 h	
依那普利（enalapril）	IV	每次5～10 μg/kg	q8～24 h	• 用于治疗新生儿高血压和严重心力衰竭
	PO	每次0.04 mg/kg 最大量: 每次0.15 mg/kg	qd	• 不良反应: 暂时性低血压，少尿
氨力农（amrinone）	IV	负荷量: 5 mg/kg, 30～60 min 缓慢注射	维持量: 7～15 μg/(kg·min)	磷酸二酯酶抑制剂。适用于对洋地黄、利尿剂、血管扩张剂治疗无效或效果大佳的各种原因引起的急、慢性顽固性充血性心力衰竭
	PO	每次5～10 mg/kg	q12 h	
米力农（milrinone）	IV	负荷量: 50 μg/kg, 大于30 min	维持量: 0.3～0.75 μg/(kg·min)	• 禁忌证: 严重低血压 • 不良反应: 心律失常，低血压，肝肾功能障碍等
	IV gtt			
西地那非（sildenafil）	IV	首剂0.4 mg/kg, 输注3 h以上; 维持0.067 mg/(kg·h)		NO 效果不好或不能给予 NO 治疗的新生儿肺动脉高压。连续监测血压和氧合。新生儿资料较少，应严格掌握适应证
	PO	每次0.5～2 mg/kg, q6～12 h, 最大量每次3 mg/kg		

抗心律失常药

药名	途径	剂量	用法	备注
阿托品（atropine）	PO	每次 0.02~0.09 mg/kg	q4~6 h，生理盐水稀释到 0.08 mg/ml	● 纠正严重的心动过缓特别是副交感神经影响的慢心率，如地高辛、β受体阻滞剂。亦用于新斯的明过量。还有松弛支气管平滑肌和减少睡液分泌的作用
	IV	每次 0.01~0.03 mg/kg	每 10~15 min 重复，2~3 次，最大剂量为 0.04 mg/kg	● 副作用：心律不齐，兴奋，发热，腹胀
	气管内	每次 0.01~0.03 mg/kg	随后给予生理盐水 1 ml	
	气管插管前	10~20 μg/kg		
	雾化吸入	治疗 BPD	0.05~0.08 mg+2.5 ml 生理盐水，q4~6 h，最大剂量为 0.25 mg，最小剂量为 1 mg	
	IV	麻醉前用药	每次 0.04 mg/kg，手术前 30~60 min	
利多卡因（lidocaine）	IV	首剂：0.5~1 mg/kg	缓慢推注 5 min 以上，可 10 min 重复一次。3 剂总量 小于 5 mg/kg	● 需要短暂控制的室性心律失常。大剂量用于顽固性惊厥
	IV	维持：10~50 μg/（kg·min）	早产儿应给予低剂量	● 副作用：低血压，惊厥，心脏骤停

续表

药名	途径	剂量	用法	备注
普萘洛尔 （propranolol） （心得安）	心律失常	PO: 每次 0.5~1 mg/kg； IV: 每次 0.01~0.1 mg/kg	PO: q6~8 h； IV: 最大剂量 1 mg/（kg·次）（静脉注射速度小于 1 mg/min）	• 治疗室上性或室上性心动过速、心房颤动或心房扑动，也可用于甲亢和法洛四联症的治疗
	高血压	PO: 每次 0.25 mg/kg； 最大量每次 3.5 mg/kg IV: 每次 0.01~0.15 mg/kg	PO: q6~8 h； IV: q6~8 h	• 不良反应：心率减慢、血压下降、恶心、皮疹
	甲亢	2 mg/（kg·d）	PO: q6h	
	法洛四联症	IV: 每次 0.15~0.25mg/kg PO: 每次 1~2 mg/kg	IV: 必要时可 15 min 重复 PO: q6h	
普罗帕酮 （propafenone） （心律平）	PO	首剂: 5~7 mg/kg，以后 15~20 mg/（kg·d），q6~8 h 维持量: 3~5 mg/（kg·次），q8 h		• 各类期前收缩和心动过速 • 副作用: 少、窦性缓慢、传导阻滞
	IV	每次 1~2 mg/kg，静脉缓慢推注，1~2 h 可重复应用		
艾司洛尔（esmolol）	室上速: 0.1 mg/（kg·min），IV gtt，每 5 min 增加 0.05~0.1 mg/（kg·min），直到心律稳定。最大剂量 0.3 mg/（kg·min） 术后高血压: 0.05 mg/（kg·min），IV gtt，每 5 min 增加 0.025~0.05 mg/（kg·min），直到血压控制。最大剂量 0.3 mg/（kg·min）			用于治疗暂时性术后高血压、室上速和室性心律失常。监测心电图和血压

药名	途径	剂量	用法	备注
腺苷（adenosine）	IV	每次 50 μg/kg	快速静推。每 2 min 追加 50 μg/kg，直到恢复窦性心律。最大单次剂量 250 μg/kg	• 阵发性室上性心动过速 • 副作用：颜面潮红，呼吸困难。通常在 1 min 内缓解。可致房室传导阻滞，支气管痉挛等
中枢神经系统药物				
地西泮（diazepam）（安定）	惊厥	每次 0.1～0.3 mg/kg	需要时半小时后可重复，不超过 3 次。静注时间不少于 3 min，不能控制的惊厥可用 IV gtt，0.3 mg/（kg·h）	• 小剂量镇静。大剂量抗惊厥 • 副作用：呼吸抑制，心脏停搏，低血压等。静脉注射可发生静脉炎。可导致喉痉挛
	镇静	IV：每次 0.04～0.3 mg/kg PO：每次 0.12～0.8 mg/kg	IV：q2～4 h，最大量 8 h 内 0.6 mg/kg PO：q6～8 h	
	癫痫持续状态：每次 0.1～0.3 mg/kg		每 15～30 min 一次，最大量 2～5 mg	
	撤药综合征：每次 0.1～0.8 mg/kg		q6～8 h	
	高甘氨酸血症：1.5～3 mg/（kg·d）		q6～8 h，与苯甲酸钠 125～200 mg/（kg·d）同用	
氯硝安定（clonazepam）	IV	每次 0.01～0.05 mg/kg	根据惊厥控制情况可以重复应用	• 治疗惊厥和癫痫 • 不良反应：嗜睡，共济失调及行为紊乱如激动
劳拉西泮（lorazepam）	IV	每次 0.05～0.1 mg/kg	根据临床效果可重复应用	• 治疗惊厥和癫痫 • 不良反应：嗜睡，共济失调及行为紊乱如激动

药名	途径	剂量	用法	备注
苯妥英钠 (phenytoin)	IV PO	镇静： 首剂：20 mg/kg 维持：4~8 mg/(kg·d)	首剂 IV 一次。24 h 后维持，可 IV 或 PO，q12 h，偶尔需要 q8 h	• 抗惊厥，抗心律失常如地高辛中毒或室上性或室性心律失常 • 不良反应：心律失常、低血压、高血糖、皮疹、肝功能障碍
		抗心律失常： 负荷量：10 mg/kg 维持量：5~10 mg/(kg·d)	负荷量 IV，30~60 min，负荷量后 24 h 给维持量，q12 h，PO 或 IV	
苯巴比妥 (phenobarbital) (鲁米那)	IV IM	抗惊厥： 负荷量：20 mg/kg，最大量 30 mg/kg 维持量：3~5 mg/(kg·d) 镇静：每次 5 mg/kg	维持量在首剂后 12~24 h 给予，每日一次或 q12 h	• 镇静抗惊厥，可能预防高胆红素血症和脑室出血 • 副作用：皮疹、嗜睡
	PO IV	胆汁淤积	4~5 mg/(kg·d)，qd × (4~5) 天	
	PO IV	撤药综合征	评分 / 剂量 [mg/(kg·d)] / 间隔 (h)： 8~10 — 6 — q8 11~13 — 8 — q8 14~16 — 10 — q8 >17 — 12 — q8	如果评分逐渐降低，每 48 h 减量 10%~20%

药名	途径	剂量	用法	备注
咪达唑仑（midazolam）	IV IV gtt	镇静：每次0.05~0.15 mg/kg，按需q2~4h； 抗惊厥：负荷量，0.15 mg/kg，静推5 min以上 维持量：0.06~0.4 mg/(kg·h) [1~7 μg/(kg·min)]	或1~6 μg/(kg·h) 持续静滴	镇静，抗惊厥
左乙拉西坦（levetiracetam）	IV PO	每次10 mg/kg 最大量每天30 mg/kg	新生儿期：qd；新生儿期后，q12h；每1~2周根据疗效调整剂量	二线抗惊厥药物，新生儿应用资料较少，应逐渐减量停药
水合氯醛（chloralhydrate）	PO PR	每次25~50 mg/kg	必要时q8h	• 催眠镇静，起效快 • 副作用：刺激黏膜
吗啡（morphine）	IV IV gtt PO	每次0.05~0.2 mg/kg 0.025~0.05 mg/(kg·h) 0.08~0.2 mg/(kg·d)	需要重复应用时必须间隔4 h 从小剂量开始 q3~4 h，稀释成0.4 mg/ml，用于撤药综合征治疗，根据评分每2~3天减量10%~20%	• 镇痛，或撤药综合征的患儿 • 副作用：呼吸抑制，低血压，可用纳洛酮 0.1 mg/kg 对抗
泮库溴铵（pancuronium）（潘龙）	IV	每次0.04~0.15 mg/kg	必要时q1~2 h	机械通气患儿的骨骼肌松弛。副作用：唾液分泌过多，低血压等

药名	途径	剂量	用法	备注
芬太尼（fentanyl）	IV gtt	镇静：每次 1~4 μg/kg 0.5~1 μg/（kg·h）	IV，必要时 q2~4 h 重复；有效后逐渐减量	用于镇痛和机械通气患儿不良反应：中枢和呼吸抑制
	IV	镇痛：每次 2 μg/kg 1~5 μg/（kg·h）	IV，必要时 q2~4 h 重复	
对乙酰氨基酚（acetaminophen）	PO	首剂：20~25 mg/kg 维持：每次 12~15 mg/kg	足月儿 q6 h GA≥32 周 q8 h GA<32 周 q12 h	降温和止疼；监测体温、肝肾功能。目前用于治疗早产儿 PDA 的资料较少
	直肠	首剂：30 mg/kg 维持：每次 12~18 mg/kg	早产儿 PDA：15 mg/（kg·次），q6 h	
甘露醇（mannitol）	IV	利尿 降颅压	每次 0.2 g/kg，IV 0.25~1 g/kg，2~6 h 滴注	• 降低颅压，肾衰竭 • 副作用：滴速过快可致一过性头痛、大剂量损害肾小管及引起血尿
呼吸系统用药				
氨茶碱（aminophylline）	IV	首剂：4~6 mg/kg 维持：1.5~3 mg/（kg·d）	首剂后 8~12 h 维持，q8~12 h，用于治疗早产儿呼吸暂停	• 适用于早产儿呼吸暂停、支气管扩张 • 副作用：胃肠道刺激、高血糖、心动过速、兴奋、皮体躁动，严重中毒时可用活性炭 1 mg/kg 剂成浆液洗胃，q2~4 h
	IV gtt	首剂：6 mg/kg，静滴超过 30 min	维持： 新生儿：0.2 mg/（kg·h） 6 周~6 个月：0.2~0.9 mg/（kg·h）（用于支气管扩张）	

药名	途径	剂量	用法	备注
咖啡因（caffeine）	PO IV gtt	首剂：10~20 mg/kg 维持：2.5~4 mg/（kg·d）	首剂后 12 h 维持，q24 h	• 早产儿呼吸暂停 • 副作用：少且轻、呕吐、不安。如心率每分钟超过180 次，不给药
纳洛酮（naloxone）	IM 或 IV	每次 0.1~0.2 mg/kg	3~5 min 无效可重复	对抗吗啡导致的呼吸暂停
猪肺磷脂注射液（poractant Alfa injection）（固尔苏）	气管内	每次 100~200 mg/kg	必要时可间隔 12 h 重复应用	用于新生儿 RDS 的预防和治疗
注射用牛肺表面活性剂（calf pulmonary surfactant for injection）（珂立苏）	气管内	每次 70~100 mg/kg	必要时可间隔 12 h 重复应用	用于新生儿 RDS 的预防和治疗
沙丁胺醇（saltanol）	雾化 PO	每次 0.1~0.5 mg/kg 每次 0.1~0.3 mg/kg	q2~6 h q6~8 h	• 支气管扩张剂 • 监测 EKG。HR>180 次/分禁用
异丙托溴铵（ipratropium）	雾化	每次 75~150 μg	q6~8 h	抗胆碱能支气管扩张剂，缓解支气管痉挛。不良反应为一过性视力问题

药名	途径	剂量	用法	备注
一氧化氮（NO）	吸入	开始剂量 10×10⁻⁶	根据氧分压和吸入氧浓度调整剂量	用于 PPHN 治疗。监测血气、凝血功能等
利尿剂				
呋塞米 （furosemide） （速尿）	PO IV IM	每次 1～2 mg/kg	早产儿 24 h 1 次，足月儿 12 h 1 次	• 适用于体内水过多，心力衰竭和 RDS、肺水肿和脑水肿、PDA 等。注射 >4 mg/min，可致暂时性耳聋 • 副作用：水电解质紊乱，需监测钾钠和氯。不与耳毒性抗生素合用
氢氯噻嗪 （hydrochlorothiazide） （双氢克尿噻）	PO IV	2～5 mg/（kg·d）	q12 h，与牛奶同服效果更好	• 中效利尿剂，用于轻중度水肿，高血压和尿崩症的辅助治疗 • 副作用：恶心呕吐、腹胀、低血钾、高血糖、高尿酸
螺内酯 （spironolactone） （安体舒通）	PO	1～3 mg/（kg·d）	qd 或 q12 h 氢氯噻嗪每次 2 mg/kg，PO，q12 h×8W，加用安体舒通每次 1.5 mg/kg，PO，q12 h×8W，治疗支气管肺发育不良（BPD）	• 与双氢克尿噻合用，减少低血钾的发生。利尿作用弱，用于与醛固酮分泌增多有关的顽固性水肿 • 不良作用：高钾血症，胃肠道反应，久用导致低钠血症

药名	途径	剂量		用法	备注
布美他尼 （bumetanide）	IV PO IM	每次 0.005 ~ 0.1 mg / kg 肾功能正常的肺部疾病， 开始给予小剂量，心力衰 竭或肾功能异常常开始高剂 量	GA＜34 周，生后 2 个月内 q24 h 　　　　2 个月后 q12 h GA≥34 周，生后 1 个月内，q24 h 　　　　1 个月后 q12 h	利尿，监测电解质
内分泌制剂					
氢化可的松 （hydrocortisone）	IV gtt	急性肾上腺皮质功能不全	1 ~ 2 mg/kg，IV，然后 25 ~ 50 mg /（kg·d）维持，分 q4 ~ 6 h	• 用于肾上腺皮质功能不全、肾上腺皮质增生替 代治疗；用于抗炎症介质和免疫抑制剂，也可用 于治疗难以纠正的低血压和低血糖 • 不良反应：高血压、水肿、低血钾、高血糖、 皮炎、应激性溃疡、皮肤增生，Cushing 综合征等
		肾上腺皮质增生症	治疗剂量：0.5 ~ 0.7 mg /（kg·d）， 维持剂量：0.3 ~ 0.4 mg /（kg·d）。 分三次给予，早晨和中午各给 1/4 量，余晚上给予。 也可以口服，剂量相同	
		抗炎症介质和免疫抑制	0.8 ~ 4 mg /（kg·d），q6 h	
		G⁻ 杆菌休克治疗	每次 1 ~ 2 mg / kg q12 h ×（48 ~ 72）h	
		低血糖	10 mg /（kg·d），q12 h	

药名	途径	剂量	用法	备注
地塞米松 (dexamethasone)		气管插管拔管	每次 0.25~1 mg/kg，q6 h，拔管前 24 h 开始给予，拔管后给予 3~4 次	同氢可的松，但是对糖代谢作用强，对电解质作用弱
		低血糖	每次 0.25 mg/kg，q12 h	
		支气管肺发育不良	0.15 mg/(kg·d)，q12 h×3 天~ 0.1 mg/(kg·d)，q12 h×3 天~ 0.05 mg/(kg·d)，q12 h×2 天， 0.02 mg/(kg·d)。必要时此剂量维持，总疗程约 10 天	
氟氢可的松 (fludrocortisone)	PO	0.05~0.2 mg/d	qd	· 用于慢性肾上腺皮质功能减退症 · 不良反应：钠潴留，易出现水肿。大剂量出现糖尿病和肌肉麻痹
胰岛素（insulin）	IV IV gtt 皮下	高血糖	首剂：每次 0.1 U/kg 维持量：0.02~0.1 U/(kg·h)，皮下注射 0.1~0.2 U/kg，q6~12 h	· 用于高血糖及高血钾的治疗 · 副作用：低血糖，监测血糖
		极低体重儿高血糖	0.02~0.4 U/(kg·h)，滴注速度 0.1 ml/h	
		高血钾	葡萄糖每次 0.3~0.6 g/kg 加胰岛素每次 0.2 U/kg	

药名	途径	剂量	用法	备注
胰高血糖素（glucagon）	IV / 皮下 / IV gtt	每次 0.025~0.3 mg/kg / 10~20 μg/（kg·h）	必要时可每 20min 1 次，最大剂量 1 mg	• 用于顽固性低血糖 • 副作用：恶心、呕吐、心动过速
左旋甲状腺素（levothyroxine，T₄）（优甲乐）	PO / IV	10~14 μg/（kg·d） / 5~10 μg/（kg·d）	qd，调整剂量每两周增加 12.5 μg，渐增至 37.5~50 μg/d，维持 T₄ 10~15 μg/dl，TSH 低于 15 μU/ml / q24h，每两周增加 5~10 μg	• 治疗甲状腺功能减退 • 副作用：颅缝早闭，骨骼生长过快。监测血 T₄ 和 TSH，大剂量致心悸、多汗
精氨酸（arginine）	IV gtt	100~200 mg/(kg·d)，最大量 600 mg/(kg·d)	（1 ml/kg+5% GS 5 ml/kg） 24 h 静滴。	治疗高氨血症。监测血氨，主要不良反应为高氯性酸中毒
左卡尼汀（L-carnitine）	IV gtt / PO	100~300 mg/（kg·d），qd，主		治疗肉碱缺乏，高氨血症辅助治疗。不良反应主要为胃肠道症状
苯基乙酸钠（sodium phenylacetate）	IV	250~400 mg/kg	首剂 90~120 min 输注，维持量 24 h 给予	用于疑似或明确的高氨血症。与精氨酸和苯甲酸钠一起输注。必须中心静脉给药。监测血氨
苯甲酸钠（sodium benzoate）	IV	250~400 mg/kg	首剂 90~120 min 输注，维持量 24 h 给予	用于疑似或明确的高氨血症。与精氨酸和苯甲酸钠一起输注。必须中心静脉给药。监测血氨

药名	途径	剂量	用法	备注
奥曲肽（octreotide）	IV 或皮下	起始剂量：每次 1 μg/mg 根据疗效调整，最大量每次 10 μg/kg	q6h	治疗高胰岛素症导致的低血糖和乳糜胸。监测血糖。恶心、腹泻、腹胀为主要不良反应
	IV gtt	1 μg/（kg·h），最大量 7 μg/（kg·h）	治疗乳糜胸	
维生素				
维生素 A（vitamin A）	PO IM	预防量：1000～1500 U 治疗量：2.5 万～5 万 U	qd	油剂注射吸收慢，口服吸收较快，眼角膜软化时宜口服。预防和治疗维生素 A 缺乏症
维生素 B6（pyridoxine）	IV IM	生理需要量	足月儿：35 μg/d 早产儿：400 μg/d	• 诊断和治疗维生素 B6 缺乏、维生素 B6 依赖性贫血、铁幼粒细胞性贫血 • 偶见过敏反应
	PO	维生素 B6 缺乏	2～5 mg/d，q6 h	
		维生素 B6 依赖性惊厥	首剂：50～100 mg，IV，有效维持量：50～100 mg/d，qd	
		铁粒幼细胞贫血	200～600 mg/d，应用 1～2 个月	

药名	途径	剂量	用法	备注
维生素 K₁ (vitamin K₁)	IM IV	预防量	体重<1500 g,(0.5~1) mg/d×1次 体重>1500 g,(1~2) mg/d×1次	预防和治疗新生儿出血性疾病。静脉注射过快可引起面色潮红、出汗
		治疗量	2.5~5 mg/d, qd×3天	
维生素 D₃ (胆骨化醇) (cholecalciferol)	PO IM		早产儿: 500~1000 IU/d 足月儿: 400~500 IU/d	●促进钙磷在肠道的吸收 ●长期大量可导致中毒
维生素 E (生育酚) (tocopherol)	PO	治疗量	25~50 mg/(kg·d), qd, 共两周	●用于溶血性贫血、硬肿症、早产儿氧中毒等 ●不良反应: 降低白细胞和血小板,易发生坏血症和NEC,故剂量宜小
		预防量	20~25 mg/d, qd, 共2~3个月	
	IM	体重<1500 g	20~30 mg/kg, qd, 共6次	
骨化三醇 (calcitriol) (1α,25-二羟胆骨化醇)(罗钙全)	PO		0.05 μg/kg, qd, 至血钙值正常	●用于治疗低钙血症。活化维生素 D₃ ●不良反应: 同维生素 D₃

药名	途径	剂量	用法	备注
消化系统药物				
多潘立酮 （吗丁啉） （domperidone）	PO	每次 0.3 mg / kg	PO，q6～8h，餐前 15～30 min 服用	• 治疗胃食管反流，促进胃排空 • 副作用：维体外系症状。腹痛，尿量减少，嗜睡，便秘等
10%葡萄糖酸钙 （calcium gluconate）	IV （缓推）	低钙血症	首剂每次 1～2ml / kg，维持量 2～8ml/（kg·d）可分数次	• 治疗低钙血症，交换输血时补充钙 • 副作用：快速注射导致心动过缓或心搏骤停。漏出导致皮下坏死
		交换输血	1 ml/100 ml	
		高血钾	每次 0.5 ml / kg	
西咪替丁 （cimetidine） （甲氰咪胍）	PO IV	每次 2.5～5 mg / kg	q6～12 h（配制成 6 mg/ml）	• 预防和治疗应激性溃疡 • 副作用：肝肾功能不全，惊厥，黄疸，粒细胞减少等
法莫替丁 （famotidine）	IV	每次 0.25～0.5 mg / kg	q24 h	• 预防和治疗应激性溃疡 • 副作用：肝肾功能不全，惊厥，黄疸，粒细胞减少等

药名	途径	剂量	用法	备注
雷尼替丁 （ranitidine）	PO	每次 2 ~ 4 mg / kg	q8 ~ 12 h	• 同西咪替丁，但作用强 5 ~ 8 倍 • 不良反应：便秘，嗜睡，腹泻，偶有血小板减少
	IV	每次 0.1 ~ 0.8 mg / kg	q6 ~ 8 h	
	IV gtt	0.6 mg/（kg·h）	逐渐减至 0.1 mg/（kg·h）（胃液 pH>4）	
奥美拉唑 （omeprazole）	PO	每次 0.5 ~ 1.5 mg / kg	qd	治疗胃食管反流，抑酸剂，转氨酶增高
熊去氧胆酸 （ursodiol）	PO	每次 10 ~ 15 mg / kg	q12 h	TPN 相关的胆汁淤积的治疗。恶心、呕吐、便秘

其他用药

硫酸镁溶液 （magnesium sulfate）	IV	低镁血症	10% 液每次 0.25 ~ 0.5 ml，q6 h	不良反应：呼吸抑制，注射葡萄糖酸钙解救， 2 ml/kg
	IV gtt	PPHN	首剂 0.2 g/kg，维持 20 ~ 50 mg/（kg·h）	

药名	途径	剂量	用法	备注
肝素 （heparin）	IV	插管或冲洗试管	0.5～1 U/ml	• 抗血栓，DIC，硬肿 • 副作用：自发性出血，血小板减少 • 应用时应维持 PTT 小于正常的 1.5～2.5 倍
	IV gtt	全身应用	起始剂量：每次 50 U/kg，IV 维持：5～35 U/（kg·h） 间断用药每次 50～100 U/kg，q4h	
		DIC	<1.5 kg，20～25 U/（kg·h）， >1.5 kg，25～30 U/（kg·h）	
	小剂量 IV	DIC 相关的缺血或坏死	10～15 U/（kg·h）	
低分子肝素 （enoxaparin）	皮下	血栓治疗： 足月儿每次 1.7 mg/kg； 早产儿每次 2 mg/kg	q12h，根据抗 Xa 水平调节，维持抗 Xa 在 0.5～1.0 U/ ml，每次剂量范围一般为 0.3～3 mg/kg	抗凝治疗，可以皮下注射，出血并发症较肝素少。 监测抗 Xa 水平。主要并发症为出血
		预防：每次 0.75 mg/kg	q12h，根据抗 Xa 水平调节，维持抗 Xa 在 0.1～0.4 U/ml	
硫酸鱼精蛋白 （protamine sulfate）	IV IM	抗肝素过量	根据最后一次应用肝素的时间定剂量 • 2 h 前：0.25～0.375 mg/100 U 肝素 • 30～60 min：0.5～0.75 mg/100 U • <30 min：1 mg/100 U	• 治疗肝素过量 • 本品过量也可发生出血，因本品与血小板和血浆纤维蛋白结合

药名	途径	剂量	用法	备注
亚甲蓝 （methylene blue）	IV	每次 0.1 ~ 0.2 mg / kg	不少于 5 min，必要时可 1 h 内重复一次	• 治疗高铁血红蛋白病 • 禁忌证：肾功能不全和 G-6-PD 缺乏 • 不良反应：呕吐、高血压、蓝色尿
破伤风抗毒素（TAT）	IM	预防量：每次 1500 U	治疗量 1 万 ~ 2 万 U/d	• 用于预防和治疗破伤风 • 不良反应：过敏反应包括休克和血清病
乙肝疫苗	IM	每次 10 μg	出生时、生后 1 个月、6 个月各一次	用于乙肝预防
乙肝免疫球蛋白	IM	每次 100 IU	出生时	用于孕母 HBsAg 阳性的患儿
抗 RhD 免疫球蛋白	IM	200 ~ 300 μg	孕母剂量	对 Rh 阴性孕妇分娩出 Rh 阳性婴儿后 0 ~ 72 小时内对孕妇肌注
人血静脉丙种球蛋白（IVIG）	IV gtt	败血症	每次 500 ~ 750 mg / kg，qd，3 次	偶有过敏反应
		免疫性溶血或血小板减少	400 mg ~ 1 g/（kg·d），2 ~ 5 天	
		低丙种球蛋白血症	每次 0.15 ~ 0.4 g/kg，每 2 ~ 4 周一次	
重组人红细胞生成素（HuEPO）	皮下给药或 IV	每次 200 U/kg	每天或隔天一次，疗程 2 ~ 6 周	• 刺激红细胞生成，必须同时给予铁剂 • 副作用：粒细胞减少

药名	途径	剂量	用法	备注
人血白蛋白 (human serum albumin)	IV gtt	低蛋白血症	每次 0.5～1 g/kg，滴注 q2～6 h，每 1～2 次重复一 次。最大剂量 6 g/（kg·d）	不良反应：寒战、高热，快速注射可致心功能不 全，肺水肿等
	IV	低血容量	每次 0.5～1 g/kg，必要时重复，最大剂量 6 g/（kg·d）	
小儿氨基酸 (pediatric aminoacids)	IV gtt	起始剂量 1 g/（kg·d）	生后第一天给予，以后每天增加 1 g/kg，最大剂量 3.5 g/（kg·d）	• 肠道外营养 • 氨基酸代谢障碍患者、氮质血症患儿禁用，肝 肾功能不全者慎用
脂肪乳剂 (fat emulsion)	IV gtt	起始剂量 1 g/（kg·d）	生后第二天开始，每天增加 1 g/kg，最大量 4 g/ （kg·d）	• 肠道外营养 • 脂肪代谢障碍患者禁用，肝肾功能不全者慎用
多种微量元素注射液 (multi-trace elements injec- tion) [派达益儿（Ped-el）]	IV gtt	BW<1.5 kg：1 ml/（kg·d） BW>1.5 kg：0.5 ml/ （kg·d）	与肠道外营养液一起静滴	主要补充脂溶性维生素
甘油磷酸钠 (sodium glycerophosphate)	IV gtt	0.5～1 ml/（kg·d），低磷血 症可增加到 2 ml/（kg·d）	与肠道外营养一起应用	预防或纠正低磷血症
注射用水溶性维生素 (water-soluble vitamin for injection) [水乐维他（soluvit）]	IV gtt	0.5 ml/（kg·d）	与肠道外营养一起应用	补充水溶性维生素

药名	途径	剂量	用法	备注
多种微量元素注射液 II [multi-trace elements injection（II）] [安达美（addamel）]	IV gtt	0.5 ml/（kg·d） 胆汁淤积时： 0.3 ml/（kg·d）	与肠道外营养一起应用	补充矿物质，一般全静脉营养超过一周后使用
5% 碳酸氢钠（sodium bicarbonate）	IV	心肺复苏	首剂 1~2 ml/kg，1:1 稀释，可重复 0.5 ml/kg，每 10 min 1 次或根据 pH 调整	• 纠正酸中毒 • 不良反应：高钠、低钙、低钾、颅内出血、漏出血管外可致组织坏死
	IV	代谢性酸中毒	5% 碳酸氢钠毫升数 =BE（mmol/L）×0.6×体重（kg）	
	IV	肾小管酸中毒	近端肾小管酸中毒 2~3 ml/（kg·d）	
	PO		近端肾小管酸中毒 5~10 ml/（kg·d）	
尿激酶（urokinase）	IV	负荷量	每次 4000 IU/kg，静推 20 min 以上	• 治疗血栓。维持 APTT 延长 1.5~2 倍以下。有出血禁用
	IV gtt	维持量	每次 4000~6000 IU/（kg·h）	
链激酶（streptokinase）	IV	负荷量	每次 1500~2000 IU/（kg·h），30~60 min	• 治疗血栓。维持 APTT 延长 1.5~2 倍以下。有出血禁用 • 不良反应：过敏、皮疹、发热、支气管痉挛等 • 不良反应：出血
	IV gtt	维持量	每次 1000 IU/（kg·h）×24~72 h	
透明质酸酶（hyaluronidase）	皮下注射	150 U/ml，1 ml 分 5 份在渗出周围皮下注射	一般在渗出后 1 h	用于静脉外渗